肺炎を遠ざけ長生きする

肺トントンたたき健康法

老年看護のプロフェッショナル
小池妙子

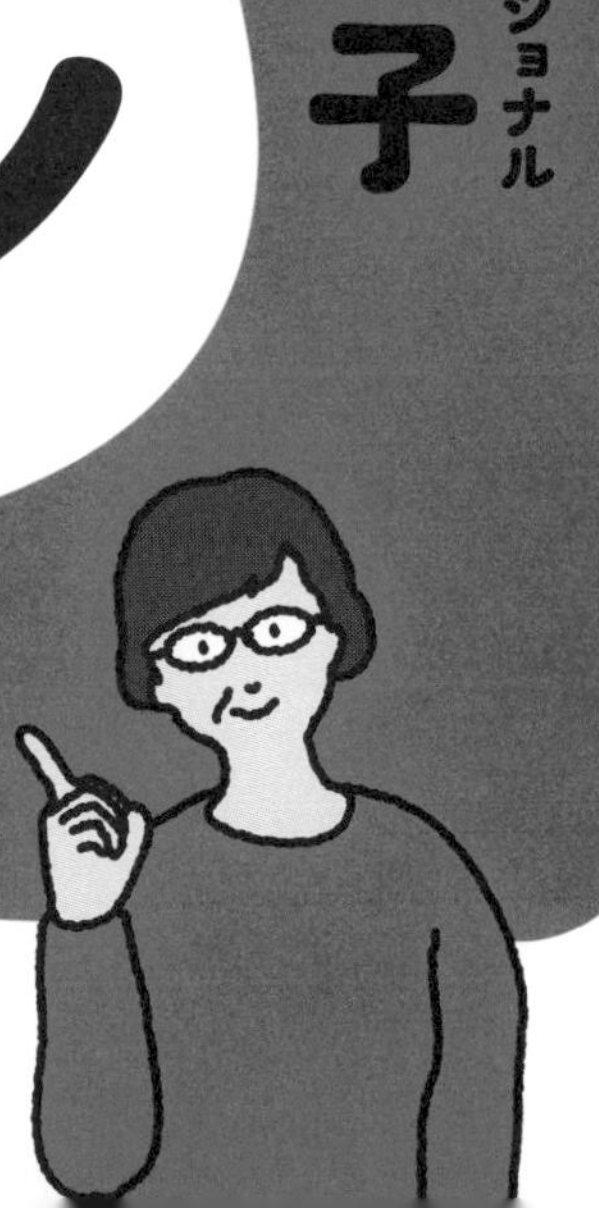

サンマーク出版

生きている証《あかし》

ともいえる

「呼吸」。

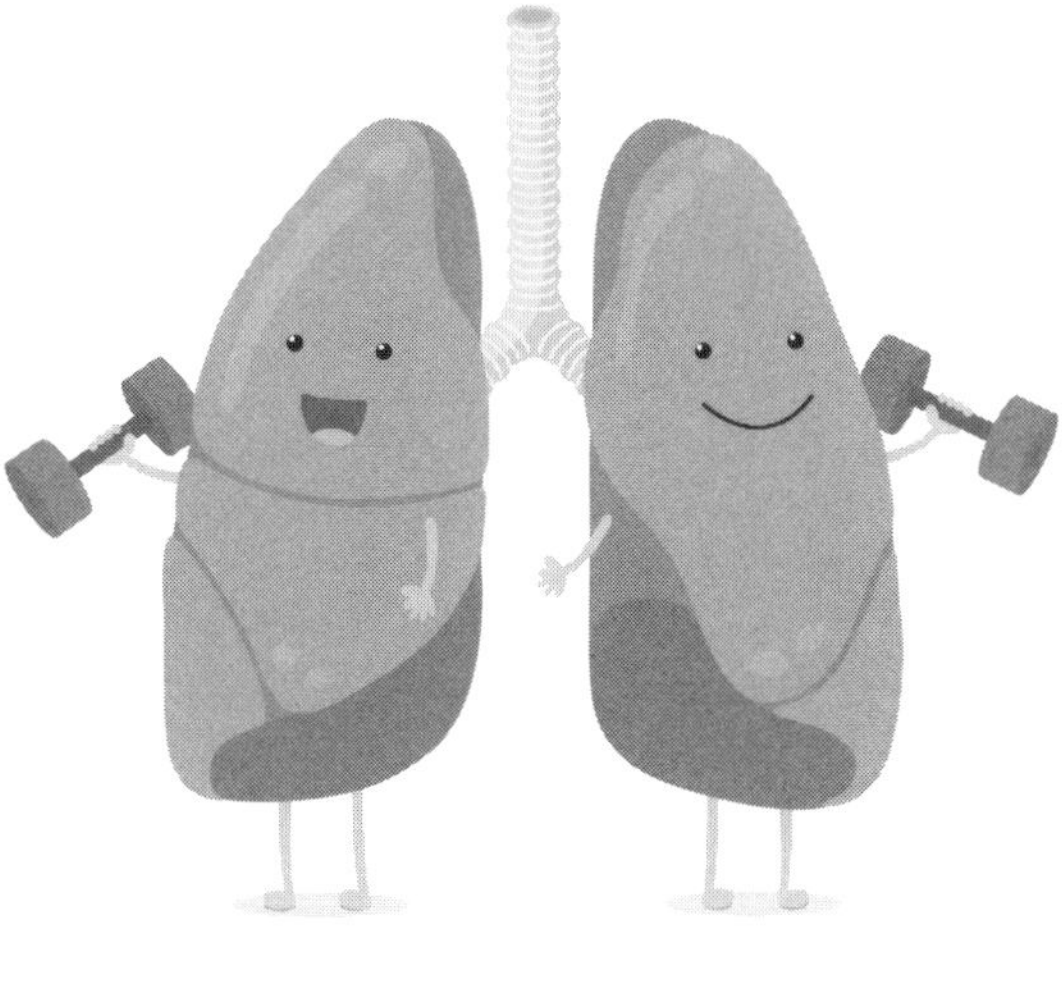

呼吸とは、まず「吐く」ことから始まります。
吐いてはじめて、人は息を吸えるのです。

それなのに、息を「吐く」ことがうまくできない、
うまく「吐ききれない」ということが起こっています。

年を重ねるごとに、ほかの筋肉や臓器と同様に
肺の機能も低下していきます。
肺で行われるガス交換の効率が落ち、

多くの「残気《ざんき》」が、
肺には残るようになります。

「残気」のせいで肺全体に取り込める酸素は減少し、
さまざまな不調の原因となります。

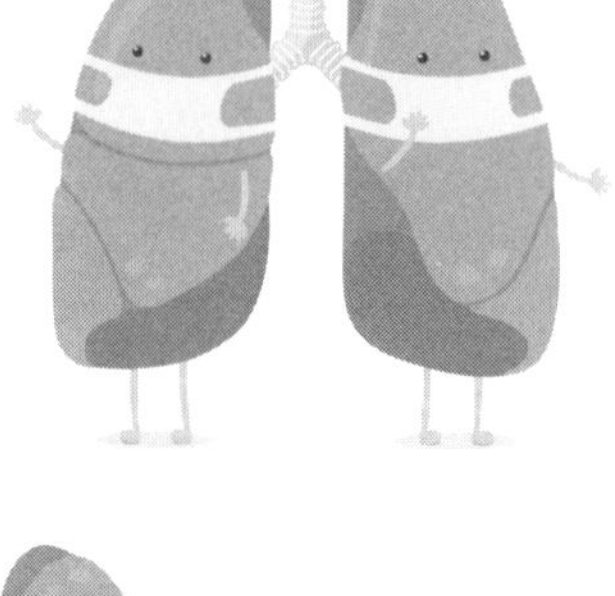

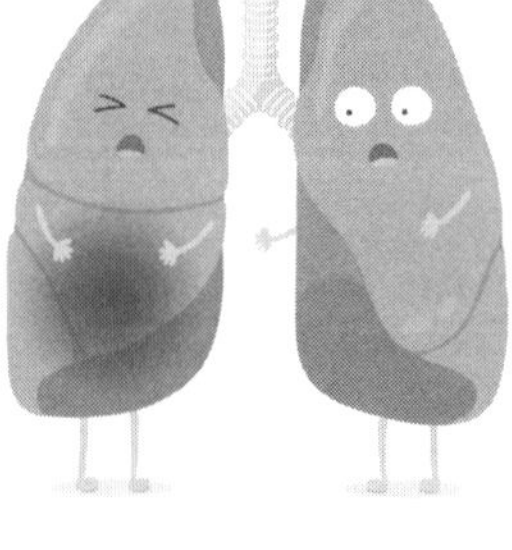

この「残気」に着目し、
老人肺から健康な「長生き肺」に
よみがえらせる方法をお伝えするのがこの本です。

さらに、健康のかなめである「肺」と健やかに生きるために
肺炎に直結する「誤嚥《ごえん》」を防ぐ効果的な方法もお伝えします。

老人肺から長生き肺へ。

この本でお伝えするのは、ごくごく簡単な方法です。
胸のまわりから、のど、首……と、
今すぐあなた自身の手が届く場所。
さぁ、最も近い場所からできる健康づくりを始めましょう。

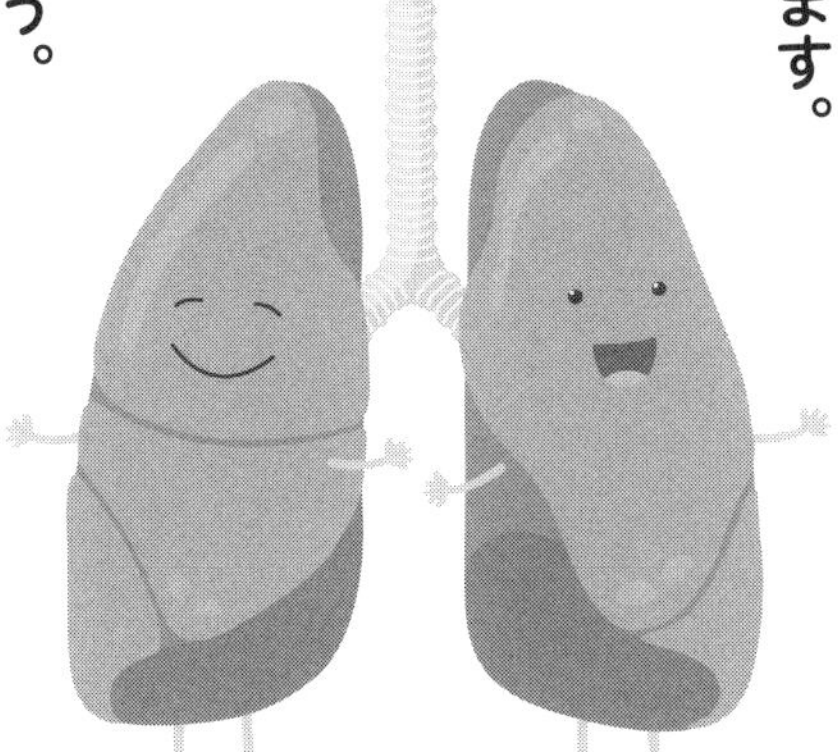

はじめに

83歳の看護師が教える健康長寿の秘訣

私は現在83歳です。

感染症の病棟に12年間看護師として勤めた後、看護専門学校の校長や大学教授、学部長として、教育の現場に身を投じてきました。

専門は「老年看護学」で、現在も横浜の看護専門学校で週に1回の授業を担当しています。「自分が健康長寿のモデルにならなければ」という使命感にかられ、毎日健康に気を配っています。

60歳から毎日運動を継続していたせいでしょうか、「東京2020オリンピック聖火リレー」の東京都板橋区の代表ランナーの一人に選ばれもしました。79歳のときに初期の乳がんで片胸を切除した際にも、運動をやめることなく体を動かし続け、健康であるために自分を律してきました。

「なぜ、そんなにパワフルなのですか？」

一回りも二回りも若い人に、よくそうたずねられます。

その理由を考えるとき、まっ先に浮かんだのが、私が日々続けている「ある方法」でした。

〝呼吸筋〟を簡単に鍛える方法がある

生命維持活動を行う命の「かなめ」である肺。

この本でお伝えする、肺を鍛え、長生きする「方法」こそ、私が長年続けている「ある方法」です。

皆さんご存じの通り、高齢になると体力や抵抗力は弱まります。

風邪や肺炎などの感染症にも、かかりやすくなってしまいます。

でも、それは「何もしないでいた場合」。

肺のまわりの筋肉を正しく鍛えていれば、それらを遠ざけることが可能です。深い呼吸がおのずとできるようになり、肺そのものの機能も正常に保ちやすくなり、体力も抵抗力も向上させることができます。

「肺のまわりの筋肉を鍛えるなんて、できるの？」

そんな声が聞こえてきそうです。

たしかに肺のまわりの筋肉を、外から肉眼で見ることなんてできません。手術でもしない限り、きっと難しいことでしょう。

でも、私の「トントン肺たたき」で、外から効率よく鍛えることは可能なのです。

「筋肉を鍛える」というと、ダンベル体操などの足腰や腕をはじめとする「見える筋肉」を鍛えるトレーニングを思い浮かべる方は多いでしょう。

ですが、「見える筋肉」と同様に、体の内部にある「見えない筋肉」に働きかけて、鍛えることもまた大切なことなのです。

なぜなら「見えない筋肉」を鍛えることが、まわりの臓器の老化をくいとめ、その機能を維持、向上させることにつながるからです。

この本は、呼吸を担う、肺まわりの複数の見えない筋肉――**「呼吸筋《こきゅうきん》」**――を鍛えて肺を強くし、長生きする方法を解説した本です。

今をラクにし未来をつくる健康法

では「呼吸筋」は、具体的にいったいどうすれば鍛えられるのでしょうか？

❶意識的に深い呼吸を繰り返すこと
❷外からトントンとたたいて物理的な刺激を与えること

大事なことは、この2つだけです。そして、この2つを同時に、しかも手軽に実践できるのが、この本でご紹介する「トントン肺たたき」健康法です。

これから健康で長生きするために、肺をトントンたたいて、呼吸筋を鍛える。これが「トントン肺たたき」健康法の第一のメリットです。

そしてこの「トントン肺たたき」健康法には、もう1つの大きな効果が期待できます。「今の呼吸をラクにする」という癒し効果です。**トントンとたたくことで、肺の中の過剰な空気「残気《ざんき》」を追い出す**、という大役も果たせるのです。

心身の不調に肺の「残気」が関係している⁉

「ちょっと待って。残気って何？」

聞きなれない言葉かもしれませんが、「残気」は健康に大きくかかわっています。少しご説明してまいりましょう。

加齢によって、呼吸機能は衰えていきます。

呼吸をするために使われる筋肉、つまり呼吸筋は、加齢によって硬くなり、収縮運動をスムーズに行いにくくなります。同時に、肺そのものの弾力もなくなっていくため、空気を出し入れする力は弱まっていきます。

すると、普段の呼吸で息を吐いたあと、肺の中に余分な空気が増え、たまっていくことになります。

これが「**残気**」です。読んで字のごとく、「肺に残ってしまった空気」という意味です。

医学的に言えば、「残気」には、普段の呼吸で息を吐いたあとに残る「機能的残気」

と、深呼吸などで意識的に息を吐ききったあとに残る「残気」の2つがありますが、本書では便宜上、前者を「残気」と表現しています。普段の呼吸で残るこの「機能的残気」を減らして深い呼吸をしようというのが、本書のテーマです。

肺の中の残気が増えると、新たな空気は入る余地が減って取り込まれにくくなります。すると、呼吸が浅くなったり、息苦しくなったり……。それればかりか、体はエネルギーを生み出せなくなり、臓器の機能が低下し、代謝が低下します。

すると、全身に明らかな不調や症状が現れ始めます。たとえば胃腸の調子がおかしくなったり、疲れやすくなったり、倦怠《けんたい》感やしびれが出たり、眠りにくくなったりするのです。

また、心にも悪い影響が出始めます。

呼吸と自律神経の間には深い関係があるため、感情が沈みがちになったり、あせりやすくなったり、イライラしやすくなったり……。

つまり、肺の中に「残気」が多すぎると、心身共にむしばまれてしまうのです。

この残気を、誰でも効率よく追い出せるのが、私がたどり着いた「トントン肺たたき」健康法というわけです。この本でやさしくていねいに説明してまいりますね。

体の不調や、心にまつわるお悩みの原因が、肺の過剰な「残気」にあるのかもしれない——まずはそれを考えてみてください。実際、私はこの「トントン肺たたき」を60代から始めてから、風邪をひいたり、体調不良で寝込むといったことがありません。その驚きの事実を、一人でも多くの方に伝えたいと思います。

「残気」を追い出すことで、体は十分なエネルギーを生み出し、臓器を正常に働かせて、全身を健やかに保てるようになります。

私が医療の世界に携わって60年あまり、「酸素を取り込むこと」の重要性を身をもって感じてきました。折しも、本書を執筆している2020年、新型コロナウイルスの感染拡大で「部屋の空気を清浄に保つこと」が、国の指針として示されました。洋の東西を問わず、過去も現在も、そして未来においても、すべての年代の人にとって、空気をしっかり吐き、また十分に取り込む「呼吸」こそが最も大切な営みなのですね。

さあ、大きく深呼吸をして、読み進めてください！

肺炎を遠ざけ長生きする
トントン肺たたき健康法

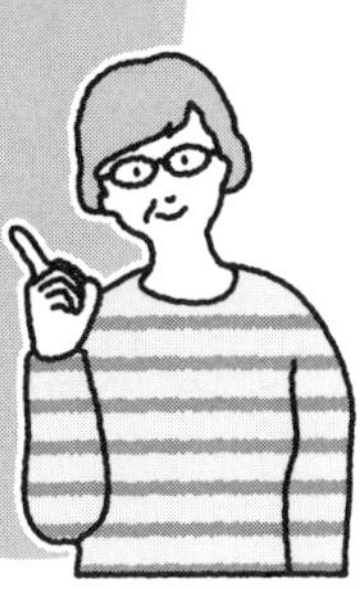

目次

はじめに

第1章 健康を脅かす「残気」を追い出せ！

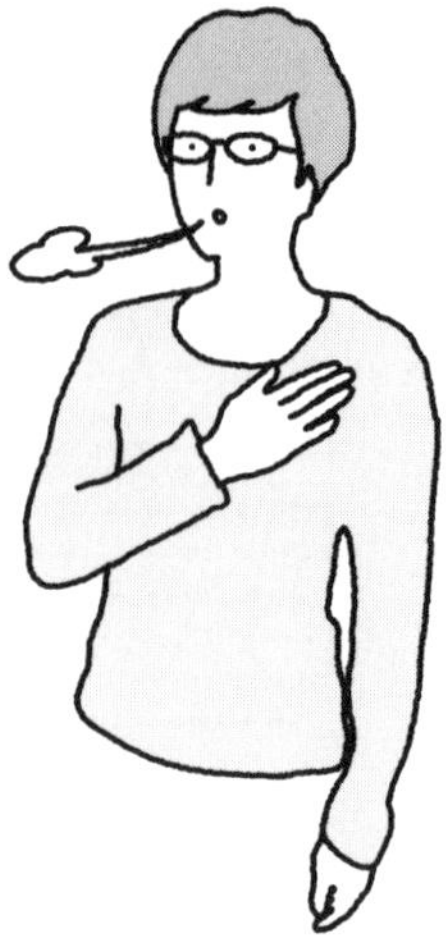

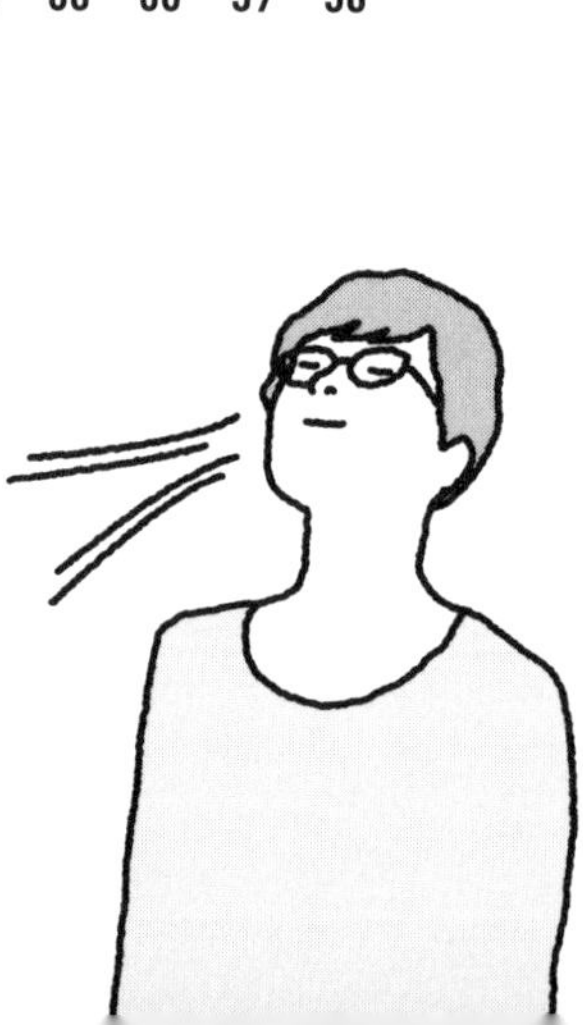

第4章

“コロナ”を遠ざけ人生を楽しみつくすために

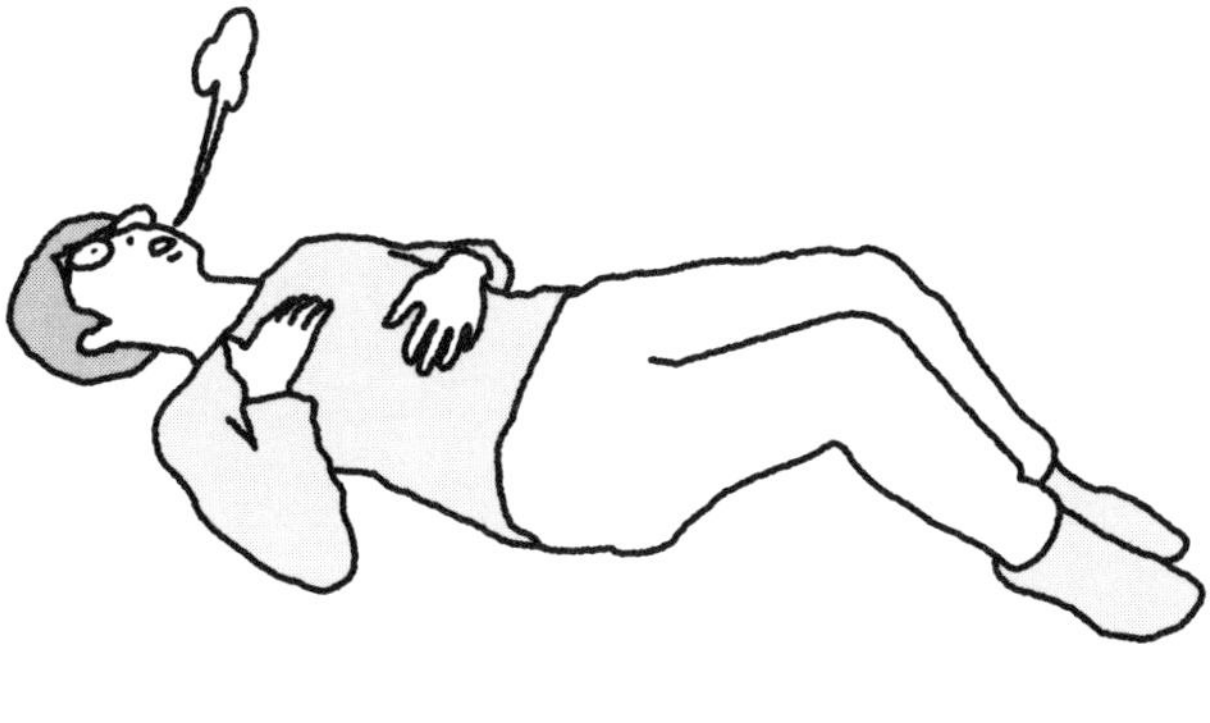

装　丁　萩原弦一郎（256）
本文デザイン　野口佳大
DTP　天龍社
構　成　山守麻衣
イラスト　本村　誠
園田京子
編集協力　大川朋子（株式会社マーベリック）
奥山典幸（株式会社マーベリック）
嶋屋佐知子
乙部美帆
編　集　橋口英恵（サンマーク出版）

第1章

健康を脅かす「残気」を追い出せ！

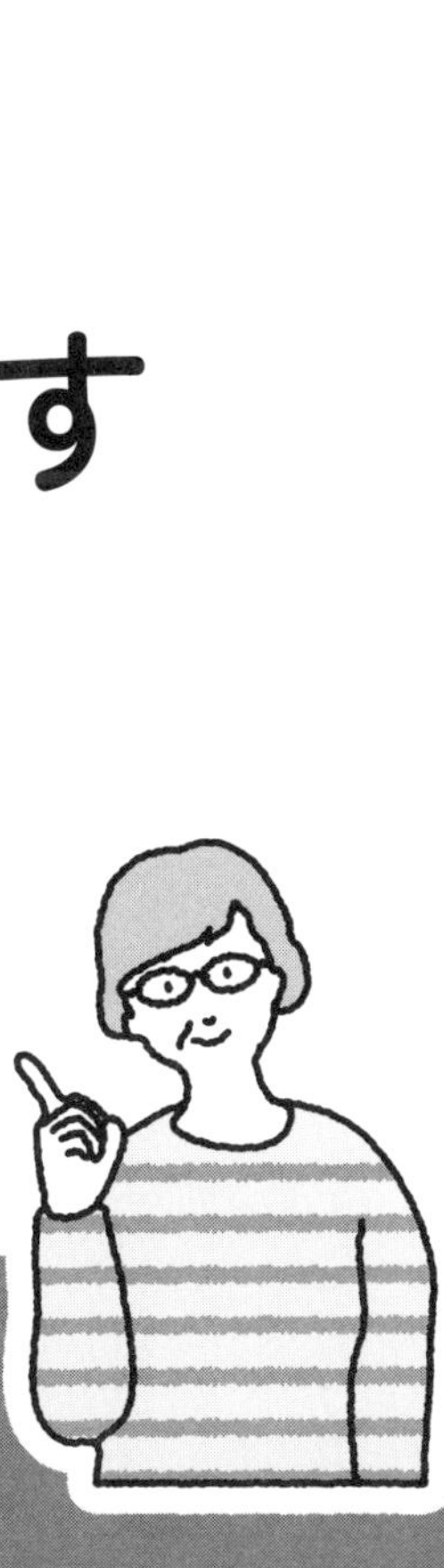

残気が多いと病気になる!?

あなたの呼吸は「いい呼吸」?

健やかな状態であるときに、「呼吸」という営みを意識する人は、ほとんどいないはずです。

大人の呼吸数は、1分間あたり12〜20回。平均的な回数は、1分間に15回とされています。つまり1日でみると、睡眠時を含め、約2万回以上の呼吸を行っています。

無意識の呼吸を「代謝性《たいしゃ》の呼吸」と呼び、反対に、深呼吸のように意識をしながら行う呼吸のことを「随意性《ずいい》の呼吸」と呼びます。

つまり私たちは、ほぼ1日中、「代謝性の呼吸」をしているというわけです。ですから、**無意識に行う呼吸の質を高めていく**ことはとても大事です。

呼吸の目的とは、皆さんご存じのように「酸素を外から取り込み、体内で発生した二酸化炭素を外に出すこと」です。これを医学用語では「ガス交換」といいます。

当然、「一気に多くの酸素を取り込み、一気に多くの二酸化炭素を出す」という効率のよい呼吸が、理想といえます。

肺そのものや、呼吸筋の機能が正常に働いていれば、誰でも効率のよい呼吸ができます。けれども、年齢を重ねると、呼吸の効率が悪くなってくるのです。ガス交換をする力そのものが落ちてくるため、肺の中に、排出されるべき二酸化炭素がたまってしまうのです。

それが、「はじめに」でお伝えした「残気《ざんき》」。普段の呼吸で息を吐いたあとも、肺に残る空気のことです（機能的残気）。この「残気」が増えすぎると、呼吸がしづらくなったり、心身に不調が起こったりするようになってしまいます。

たとえば、ペットの魚を飼っている水槽の水を換える場面を、少し想像してみてください。水槽の水を「きれいな水」に換えようとしています。普通は「汚れた水」はいったんすべて捨ててから、「新しい水」を入れるほうがいいに決まっています。

でも、何かの手違いで、「汚れた水」を残したまま、「新しい水」をそこにつぎ足してしまったとしたらどうでしょう。現在の「汚れた水」は、汚さが少し薄められただけで「水槽の水を換えた」とはいえない状態であるはずです。

それと同じ現象が、肺の中でも起こっているのです。

どうでしょう、「残気」をうまく追い出して、理想的な呼吸をしたくなりませんか。

残気（機能的残気）の量は「肺機能検査」によって測ることができます。

健康な肺にも残気はあり、あるデータでは、健康な肺でも肺全体の40％（2400ミリリットル）程度を占めるといわれています。60％を超えると息苦しさを感じるようになります。

残気量が少ない状態で、呼吸の回数も少なくてすむのが「理想的な呼吸」。

残気量が多い状態で、呼吸の回数も多くなってしまうのが「よくない呼吸」ということになります。

残気の量を減らす手っ取り早い方法は、深呼吸です。意識をしながら行う「随意性の呼吸」ですから、通常の「代謝性の呼吸」よりは、残気を減らすことができます。

しかし私たちは24時間、常に深呼吸を行えるわけではありません。

また、すべての残気が深呼吸だけで出ていってくれるわけでもありません。

そこで、あとでご紹介する**「トントン肺たたき」健康法**を行い、残気の量を少しでも減らすよう体に働きかけていくことが重要になってきます。

体に呼吸を頑張らせてはいけない

残気について、もう少し詳しくお話ししてみましょう。

残気量が増えると、次の呼吸のときに「新しい空気を取り込む空間」が減ってしまうだけではありません。肺のガス交換の能率がガクンと落ちるととらえてください。

体は賢く、「新しい空気を取り込む空間」が減ったと気づくと危機感を抱いて、ガス交換の力をパワーアップさせたり、呼吸の回数を増やしたりするのです。そのような呼吸を、難しい言葉で「努力性の呼吸」といいます。

つまり、残気が多い肺のとき、残気が少ない肺と同様のガス交換をするためには、莫大《ばくだい》な力が必要になってしまうのです。

すると、当然のことながら「息が乱れる」「息苦しい」と感じたり、「浅くて速い呼吸」をしたりするようになります。また、その状態が続くと、全身に十分な酸素が行き渡らないわけですから、さまざまな不快な症状が現れるようになります。

胃腸の調子が悪くなったり、疲れやすくなったり、だるさやしびれが出たり、睡眠の質が低下したり……。原因不明の体調不良は、残気によって引き起こされていることもあります。

健康な生活を送るために「残気」を肺から追い出すことを、日々意識していきましょう。

新鮮な空気は、肺にとって最高のご馳走

肺から悪い空気を出したあとは、「よい空気を取り込むこと」も大事です。

せっかく残気を追い出せても、「悪い空気」を取り込んでいては、理想の呼吸とはいえません。

「よい空気」とは、具体的にいうと「新しい空気」のことです。

たとえば窓を閉めきったマンションの一室で、換気をせずに1日過ごすと、「悪い

空気」に満たされてしまいます。家族が多ければ、排出される二酸化炭素の量も多いですし、話をするたびに菌やウイルスも飛散します。腐った食べ物などの臭いを「臭気」といいますが、それも空気を汚します。

もし昔ながらの木造の日本家屋であれば、建物の構造としてすきまが多いため、空気の流れが滞らないようになっています。けれども、マンションや気密性の高い家ほど、（寒さ暑さからは身を守れますが）室内の空気は淀《よど》みやすいのです。

「それなら高性能な空気清浄機を全室で運転させればよい」という話ではありません。

大気汚染の問題はさておくとして……。

外気ほど、人間にとって新鮮でよい空気はないのです。

その原則を、私は長年の看護師生活を通して痛感してきました。

もちろん、空気の大事さを説いているのは、私だけではありません。近代看護教育の母、ナイチンゲールは、名著『看護覚え書』の中でこう述べています。

――良い看護が行なわれているかどうかを判定するための基準としてまず第一にあげ

られること、看護師が細心の注意を集中すべき最初にして最後のこと、何をさておいても患者にとって必要不可欠なこと、それを満たさなかったら、あなたが患者のためにするほかのことすべてが無に帰するほどたいせつなこと、反対に、それを満たしさえすればほかはすべて放っておいてよいとさえ私は言いたいこと、――それは《患者が呼吸する空気を、患者の身体を冷やすことなく、屋外の空気と同じ清浄さに保つこと》なのである。ところが、このことほど注意を払われていないことがほかにあるだろうか？　換気にはともかく配慮をしているという場所においてさえ、まったく驚くべき誤解がまかり通っている。たとえば、病室や病棟に室外からの空気を充分に採り入れていたとしても、その空気がどこから流れこんでくるかにまで気を配っているひとは、めったにいない。その空気は廊下から入ってくるものかもしれず、その廊下には他の病室の空気が流れこんでいるかもしれないのである。またその空気は、まったく風が通らず、ガス灯や食物の臭い、あるいは各種のカビの臭気などが、いつも充満している広間《ホール》からの空気かもしれない。地下の調理場、下水溜《だめ》、洗濯場、便所、いやそれどころか（これは残念ながら私自身の経験であるが）なんと糞尿が詰まって溢《あふ》れ出た排水溝からの臭気《におい》が直《じか》に病室に流れこんでいた例さえある。こんな空気による換気では、換気どころか、むしろ毒を流しこむようなものである。いかなるばあいも、空気は常に屋外から、しかも最も新鮮な空気の入る窓を通して、採り入れることである。四方を囲まれた中庭などからの空気を採り入れるばあい、まして風のほとんど吹き抜けない中庭からのばあいは、その空気は広間《ホール》や廊下からのものと同じくらい汚れているに違いないからである。

【出典:『看護覚え書』(現代社)】

偉人が「空気の清浄さの重要性を説いている」という事実に、時を超えて驚かされます。

なぜ、肺をトントンたたくとよいのか

「トントン肺たたき」の2つの効果

過剰な「残気」が引き起こす悪影響については、おわかりいただけたことでしょう。ではこれから、「残気」を追い出す方法の1つ、「トントン肺たたき健康法」について、詳しくお話ししていきます。

胸をたたくと、その振動によって、肺の中の残気は外へと出ていきやすくなります。するとおのずと深い呼吸になり、新鮮な酸素を取り込みやすくなり、息苦しさも解消します。体のすみずみまで酸素が行き渡ることにより、さまざまな症状も改善、解消されます。

これが「トントン肺たたき」による、「今の自分」への健康効果です。「肺」という入れものに揺さぶりをかけることによって、過剰な残気を追い出す、というわけです。

しかし、この「トントン肺たたき」のメリットは、それだけにとどまりません。「残気」を追い出して呼吸をラクにするだけではなく、肺や呼吸筋を鍛えてもくれるのです。

「胸をたたく」という物理的な刺激によって、衰えかけていた肺やそのまわりの筋肉は活性化します。その結果、肺の機能向上はもちろん、心臓などの内臓機能の向上にもつながることも考えられます。これは「未来の自分」へのごほうびです。

つまり「トントン肺たたき」は、「現在」と「未来」、どちらの体にも効く一石二鳥の健康法なのです。

患者さんたちが、身をもって教えてくれた

とはいえ、これは私が最初にひらめいた方法ではありません。**「タッピング」**という療法にヒントを得ています。

タッピングとは、痰《たん》が出やすくなるように、胸壁をたたくことです。手の平をお椀

状に少し丸め、**1秒に3回ほどの速度でリズミカルにたたくことで、気管支が振動し、痰が出やすくなるのです。これにはまた、不安や心配、痛みや緊張を軽減させる効果があるともいわれています。**

呼吸器科の患者さんに、医師や看護師がよくタッピングしていることから、ヒントを得ました。また、多くの患者さんたちが、私に教えてくれた知恵でもあります。

たとえば、気管支や肺の障害のせいで呼吸がしにくくなる「COPD」（慢性閉鎖性肺疾患）患者の寿司屋の大将・Mさんは、せき込んだり、痰が絡んだりするたびに、自分で胸をトントンとたたき、落ち着かせていました。

小児病棟にいたときは、小児ぜん息患者のお子さんの胸をトントンたたいている親御さんを、何度も見かけたものです。

心筋梗塞で入院中に、せきが止まらなくなった40代のKさんのことも忘れられません。彼の胸をたたき続けた夜のこと。「ラクになった、ありがとう」と言い残し、その数時間後、Kさんは座った姿勢のまま旅立たれたのです。

大事なことは「たたきながら深呼吸を同時に行う」という点です。息をしながら行うことで、残気はよりいっそう外に出ていきやすくなります。

肺の機能はどうなっているのか

呼吸をになう小さな小さな袋の部屋

そもそも「呼吸」とは、いったいどういう営みなのか、わかりやすくご説明していきましょう。

鼻や口から体内に取り込まれた空気は、気管を通って肺に送り込まれます。肺とは、目がとても細かいスポンジ状の組織でできています。そして空気は、肺の中にある**「肺胞《はいほう》」**という小さな袋状の部屋へと運ばれます。

「肺胞」がいったいどれくらい小さいかというと、その直径が数百ミクロン。1ミクロンとは1ミリメートルの1000分の1の長さですから、いかに細かいものであるかわかりますね。

「肺胞」は弾力に富んだ薄い壁（間質《かんしつ》）でできており、呼吸にともなって上下に伸縮します。肺胞のまわりには細い血管「毛細血管」が、まるで網の目のように張り巡らされています。

実は、その肺胞こそが、「呼吸」が行われる舞台です。肺胞の壁から血管壁を通じて血液の中の赤血球に酸素を与え、同時にそこから二酸化炭素を取り出す。この一対となった働きが「ガス交換」です。

つまり呼吸とは、口や鼻から息を吸い、肺胞でガス交換を経て、口や鼻から息を吐き出す一連の流れのことなのです。

文字で説明すると、これらの「呼吸」の一連の動きは複雑に思えるかもしれませんが、左ページの図のように体は呼吸を無意識のうちに行っています。

脳には「呼吸中枢」という神経中枢があり、意識しなくても、ひとりでに呼吸できるようになっています。

呼吸の舞台は、肺の「肺胞」

口や鼻から取り込まれた空気は気管を通って肺に入り、「肺胞」という小さな袋状の部屋へと運ばれます。肺胞とそれを取り囲む毛細血管でガス交換が行われます。

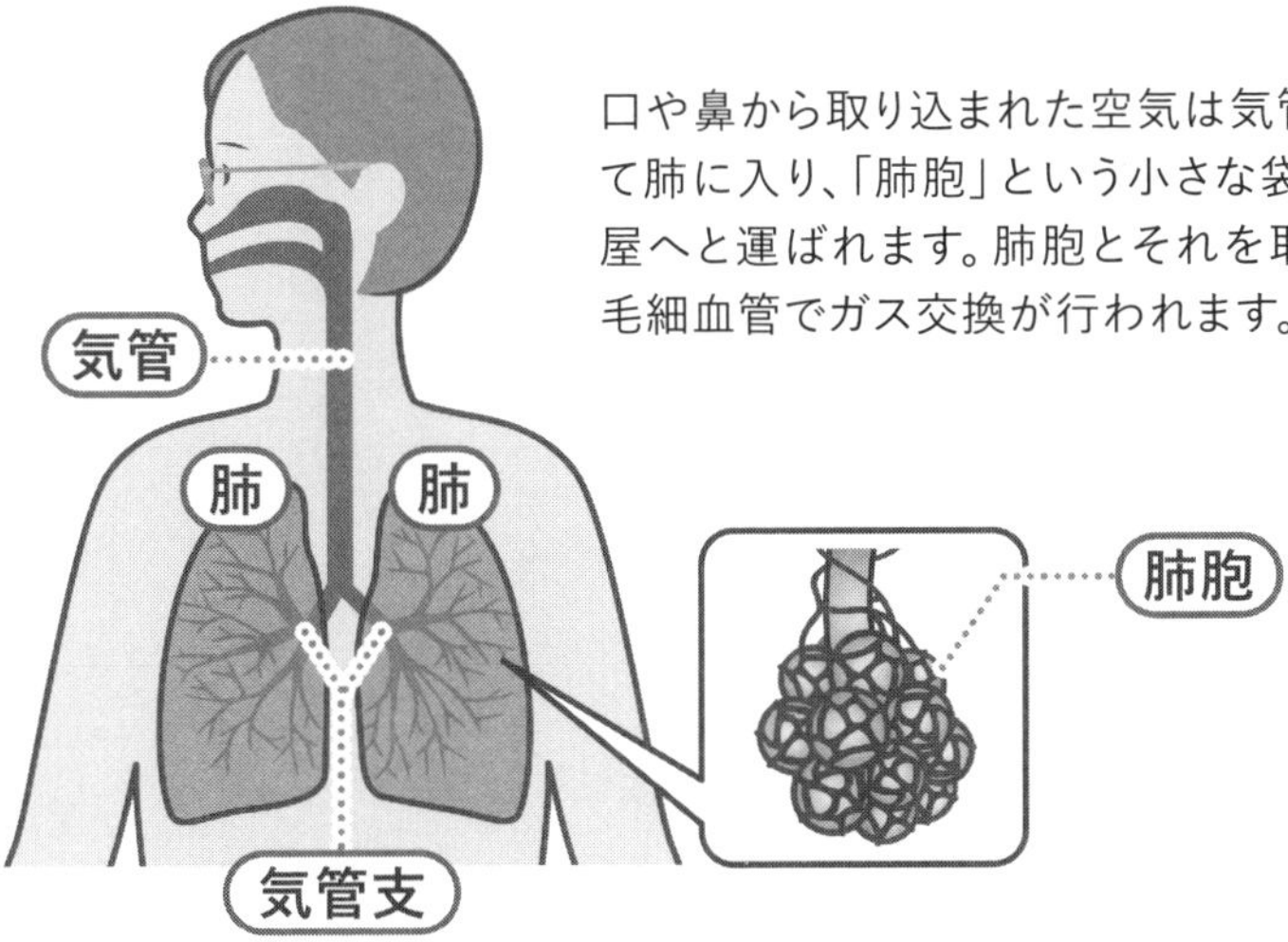

弾力に満ちた健康な肺胞

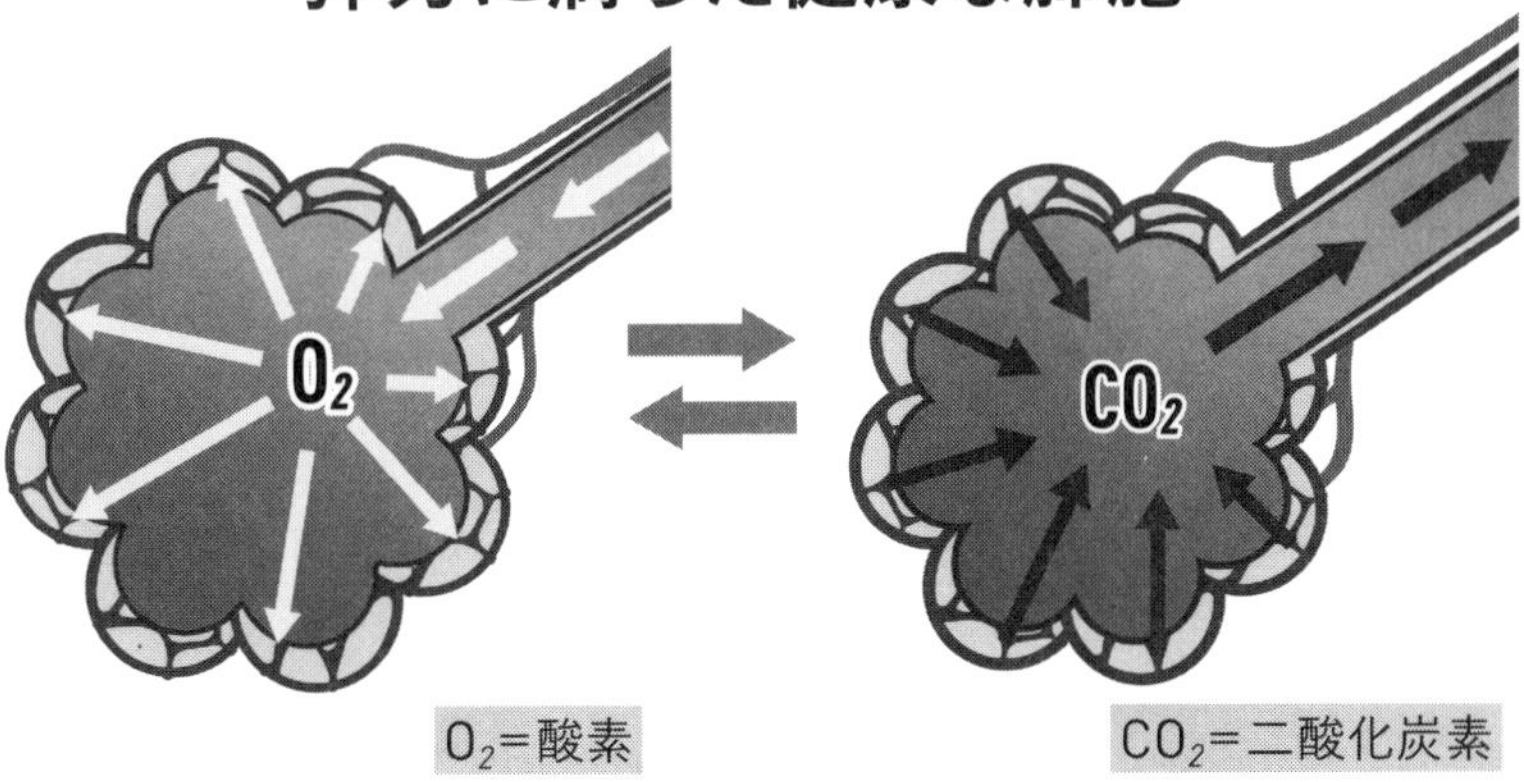

健やかな「肺胞」は呼吸にともない伸縮しますが、老化や病気によって肺胞の数が減ったり、弾力性が失われたりします。その結果、空気中から酸素を取り込む量が減り、息苦しさなどが起こります。

肺は、呼吸につれて拡張・収縮する

肺のまわりにある「呼吸筋」が、ふくらんだり縮んだりすることで、肺そのものも拡張や収縮をします。その様子は、肺を取り巻く「胸郭《きょうかく》」という骨格の中におさまっている風船が、ふくらんだり縮んだりしている、と表現できるでしょう。

ゴムでできた本物の風船は、時間がたつと、空気が抜け、弾力が落ちて、表面がシワシワになってしまいますが、肺もそれとよく似た運命をたどります。**年齢を重ねると、機能が低下し、1回あたりのガス交換の量も落ちて、十分な量の空気の交換が難しくなります。そうすると、当然「残気」の量は増えやすくなります。**

もっとも、最大限に息を吐いたとしても、一定量の空気は常に肺に残っています。

しかし、本来なら吐き出されるはずの空気が残りすぎるのが体には不都合であることはお伝えしたとおりです。ガス交換の効率が悪くなり、体が危機を感じ、「命を維持するために多くの酸素を取り込まなければ！」と通常以上に頑張り始め、その結果、呼吸の回数が増えたり、息苦しくなったりしてしまいます。

呼吸をになう「呼吸筋」たち

呼吸には約10もの筋肉が使われます。

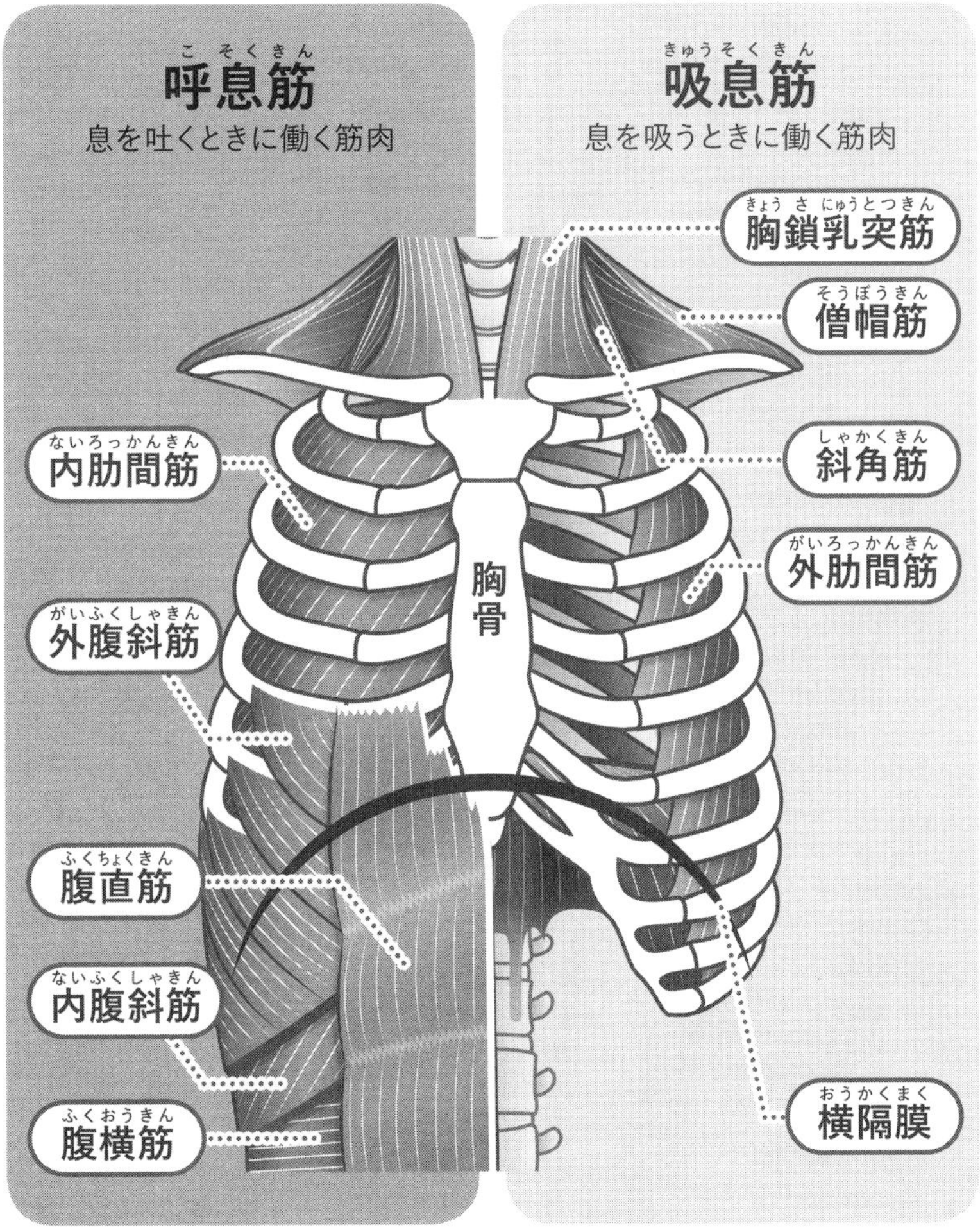

年をとるごとに機能が低下する「老人肺」とは？

60歳を過ぎたら「老人肺」にご用心？

「加齢によって呼吸機能は衰える」と、本書の冒頭でお伝えしました。それはいったいどういうことか、少し詳しくお話ししましょう。

胸には心臓や肺、気管や食道など、大事な臓器や器官があります。これを守るように複数の骨が取り囲んでいます。

胸の中央には胸骨《きょうこつ》が縦に走り、背中の中央には脊柱《せきちゅう》（背骨）があります。そして胸骨と脊柱の間を、弧を描いてつないでいるのが、肋骨《ろっこつ》と肋軟骨《ろくなんこつ》です。胸骨に近い骨が肋軟骨です。

このように胸を形作る骨格と、それを動かす周囲の筋肉、皮膚などの組織で成り立つ部分を「胸壁《きょうへき》」と呼びます。「胸壁」と横隔膜《おうかくまく》に仕切られた部分は「胸郭」と呼ばれ、臓器の入れものにたとえられます。

さて、年を重ねるにつれ、全身の筋肉は衰え始めます。それは肺のまわりの「呼吸筋」も同じです。

「呼吸筋」の中で、最も活躍しているのは横隔膜です。横隔膜は、胸郭と腹部を分ける筋肉の膜で、深呼吸ではない普段の呼吸は、主に横隔膜が受け持っています。

横隔膜が収縮して下がると、肺がふくらむ余地が生まれ、胸の内の圧力が変わって空気が肺に引き込まれます。これが息を吸うということです。収縮が止まると横隔膜は弛緩し、呼気が出ていきます。つまり息を吐いている状態です。深呼吸など意識的な呼吸では、もっと多くの呼吸筋が働きます。

これらの呼吸筋は、加齢によって筋力が低下するので収縮運動は小さくなります。また、組織の弾力性も失われますし、肋軟骨が石灰化して硬くなったりすると肋骨が十分に動かなくなり、肺そのものの動きが制限されます。

結果、若いころよりも呼吸の量が減り、残気も残りやすくなります。呼吸量が減れば、肺の中のガス交換も低調になります。こうして呼吸機能が衰えていきます。

肺胞や毛細血管が激減し、ガス交換の効率もガタ落ち！

老化するのは筋肉だけでなく、肺そのものも年齢とともに老化が進みます。

呼吸のときに使われる空気の袋である「肺胞」の数が減り、肺は弾力性を失います。肺胞を囲む毛細血管の数も減るため、肺胞と血管でやりとりするガス交換が、若いときに比べて衰えます。

このような、呼吸筋と肺そのものの老化が進行しつつある肺のことを、医療の世界では「**老人肺**」と呼んでいます。

健康な大人は、1分で約12〜20回、平均して15回の呼吸をします。通常、呼吸1回につき約500ミリリットルの空気を出し入れしていますが、深く息を吸うと、さらに2000〜3000ミリリットルの空気を取り込めます。

精一杯、息を吸ったあとで、最大限に吐き出せる空気の量を、「肺活量」といいます。成人の平均的な肺活量は3500ミリリットル、男性で3000〜4000ミリリットル前後、女性で2000～3000ミリリットル前後ですが、実はその量すべてを吐き出しても肺や気管の空気がなくなるわけではありません。最大限に吐き出してもなお、1000～1500ミリリットル程度の空気は、肺に残っています。

この空気と肺活量とを加えたものを、「全肺気量」と呼び、これが肺に取り込むことのできる最大の空気量ですが、全肺気量は年をとっても変わりません。

ところが、肺活量のほうは、年齢とともに減っていきます。肺を取り巻く胸郭の筋肉が減少し、呼吸をする力が弱まるためです。

全肺気量が変わらないのに、加齢で肺活量が減っていくのですから、当然、老人肺の残気量は増えてしまうのです。

また背中が丸まったり、極端にやせたりという変化が、体の機能を低下させることもあります。その結果、気道や肺機能が悪影響を受け、さまざまな病気がより発症しやすくなります。

健常であれば問題はありませんが、老人肺が進むと、風邪をひきやすくなったり、喫煙をしたときに呼吸困難になったり。また肺炎や誤嚥《ごえん》性肺炎、COPD（慢性閉塞性肺疾患）などにもかかりやすくなります。

肺が悪いとどんな病気を引き起こす？

健康の要である肺。その肺の病気にはさまざまなものがあります。まず、老人肺が招きやすい3大病「肺炎」「誤嚥性肺炎」「COPD」（慢性閉塞性肺疾患）から見てみましょう。

老人肺が注意すべき呼吸器疾患

●肺炎

発熱やせき、痰などの症状で始まることが多いため、風邪とよく間違えられます。風邪は、呼吸器の「上気道」（鼻からのど、喉頭まで）が、ウイルス（細菌の場合もある）に感染して炎症が起きた状態です。

肺炎は、上気道にとどまらず、その下の「下気道」（喉頭から気管支の末端まで）

や下気道の先の肺胞にまで、ウイルスや細菌が侵入して炎症を起こした状態です。肺炎は重症になると呼吸が速くなって呼吸困難に至り、死につながることすらあるので、感染が下気道にまで及んでいるかどうかの見きわめは、非常に重要です。

●誤嚥性肺炎

肺炎の一種で、肺に入った細菌によって、気管支や肺胞が炎症を起こす病気です。唾液や食べ物が、誤って気管に落ち、肺に入ることで発症します。

のどのフタと呼ばれる「喉頭蓋《こうとうがい》」の働きが鈍くなる、高齢者に多く見られます。食事中のみならず、睡眠中でも唾液が気管に入ると、雑菌が肺に侵入して発症することがあります。誤嚥性肺炎については、第2章で詳しくお話しします。

●COPD（慢性閉塞性肺疾患）

慢性気管支炎と肺気腫（ともに後述）をひとまとめにしてこう呼びます。40歳以上の8・6％、約530万人がCOPD患者と推定されるほど、身近な病気です。タバコの煙が原因であることが多く、喫煙者の2割前後が発症するとされます。

症状は、せきや痰、息苦しさなどで、予防法は、完全に喫煙をやめることです。

空気を運ぶ道「気管・気管支」で起こる病気

「気管」（のどから肺へ至る管）や「気管支」（気管から両方の肺に入る、木の枝のような細い管）で起こる主な病気は、次の通りです。

●気管支ぜん息

アレルギーなどのせいで、気管支が過敏になる病気です。

気道が狭くなり、せきなどが出て、呼吸が苦しくなる「発作」が起こります。

●慢性気管支炎

気管支の粘膜で、慢性的な炎症が起こっている状態です。

「原因のわからないせきや痰が3か月以上持続し、その状態が連続して2年以上続いていること」が、診断の基準です。発症の主な原因は喫煙です。また、大気汚染やホコリの多い環境での長時間の作業も、引き金となることがわかっています。

●気管支拡張症

気管支が広がり、元に戻らない病気です。気管支の広がったところには分泌物がたまりやすいため細菌が繁殖しやすく、感染が繰り返されやすいのが特徴です。

呼吸の舞台「肺」で起こる病気

その他、「肺」で起こる主な病気には、次のようなものがあります。

●肺気腫

「肺胞」の組織が壊れ、肺胞同士の壁が崩れて1つの袋状になったもの（気腫性嚢《のう》胞《ほう》）がたくさんできた状態です。肺胞での「ガス交換」が十分に行われず、息切れや息苦しさなど呼吸障害が生じます。喫煙歴の長い人がよく発症します。

肺胞が嚢胞化すると、もとに戻すことはできません。治療は進行を止めることと、呼吸苦などの症状を緩和する療法が中心になります。

●肺結核

「結核菌」に感染することで、肺に炎症が起こる病気です。

結核菌は空気感染、飛沫《ひまつ》感染をするので、結核菌が漂う空気を取り込むだけでも、感染してしまいます。

高齢者の場合、「若いときに肺結核を患ったが、化学療法を十分に受けなかったため、古い病巣が再燃した」という事例が大半です。ただし現在の結核の治療薬はよく効くため、通常の生活を送ることができます。

●肺がん

男女ともに死亡数が多いがんです。発見が遅くなるにつれ、死亡率も高まります。発がんの最大の原因は喫煙といわれます。喫煙者が肺がんになる確率は、非喫煙者より5～20倍高いというデータがあります。早期には自覚症状が少なかったり、せきや痰など風邪に似ていたりするため、見つかりにくい点が特徴です。

高齢者の場合、過去に石綿や粉じんを吸い込む仕事についていたことが発症の原因になっているケースもよくあります。

肺の表面のなめらかな膜「胸膜」で起こる病気

肺の外側は、「胸膜《きょうまく》」という膜で覆われています。胸膜は、胸壁側と肺側の2枚から成り、その中を胸膜腔《きょうまくくう》と呼びます。胸膜で起こる主な病気は、次の通りです。

●胸膜炎

細菌感染などが原因で、胸膜で炎症が起こる病気です。

胸膜の血管から水分が漏れ、胸膜腔にたまったものを「胸水《きょうすい》」といい、胸水が増えると息苦しさや痛みを感じたりします。

●気胸《ききょう》

胸膜に穴が開いたために、肺の中の空気が「胸膜腔」に漏れた状態のことです。

肺はしぼみ（虚脱する）、換気できる量が減ります。そのため、息切れや呼吸困難などが起こります。虚脱の度合いが大きければ、呼吸不全に陥り生命が危うくなることすらあります。傷によって穴が開く場合を「外傷性気胸」、とくに理由もなく破れた場合を「自然気胸」といいます。

さぁ始めよう「トントン肺たたき健康法」

このあとお伝えする「トントン肺たたき健康法」について、よくある質問をまとめました。

Q 行ってはいけない人はいますか？

A いえ、どなたでも安心して行ってください。

高齢の方、妊婦さん、どんな方でも行えるのが、この本でご紹介する体操の特徴です。健常なお子さんは行う必要がありませんが、ぜん息のお子さんが「トントン肺たたき」を行って症状がラクになる場合は、習慣化してもよいでしょう。

Q　どれくらいの強度で行えばよいですか？

A　「痛気持ちいいレベル」を目指しましょう。

どの運動についてもいえることですが、「きつい」と感じると、苦痛が先に立って長続きしません。とはいえ、あまりにラクすぎると、筋肉に負荷がかからないため、大きな効果は期待できません。「少ししんどい」「少し疲れる」という、気持ちよい疲労が残るレベルを目指しましょう。もちろん「痛い」と感じる部位があれば、運動はすぐに中断してください。

また胸などを「たたく」とき、「骨折しないかしら？」と心配される方がいらっしゃいます。ご自身で力加減をしながら圧を加えているわけですから、骨折はじめケガにつながることはありません。安心して行ってください。

「痛い」ではなく「痛気持ちいい」というレベルで刺激しましょう。

Q　いつ行えばよいですか？

A　都合のよいときで大丈夫、ただし「食後」「夜の入浴後」は避けましょう。

体操は、基本的に「食後」ではなく「食前」の空腹時に取り組みましょう。

とくに食後30分は、消化のために安静にするほうがよいからです。またお腹がいっぱいだと運動をする気になりにくいものです。

おすすめの時間帯は、起床後です。朝は、交感神経が優位になっており「お休みモード」から「緊張モード」に切り替えるべき時間帯です。体操を行うことで、体を鍛えると同時に、心身をスッキリ目覚めさせることができます。

体勢さえ整えば、寝床で行ってもかまいません。

私も朝に運動をすることが多いですが、お勤めや家族のお世話がある方など「朝がいちばん忙しい」という人も多いはずです。そのような場合、無理をして「何が何でも朝に運動をする」とこだわる必要はありません。

その人が取りかかりやすいタイミングで行ってください。ただし、食後だけでなく、夜の入浴後は避けたほうがベターです。

Q 回数はきっちり守らないと効果がないのでしょうか？

A 「いい加減」がいちばんです。

本書に示した「回数」は、あくまで「目安」ととらえてください。私も、ほかのことを考えていると、回数がわからなくなることも多々あります（笑）。

Q 毎日続けなければいけませんか？

A 「週1回」でもOK。そのかわり長期間続けましょう。

もちろん、たとえ5分間でも毎日続けることができれば、それが最高です。

しかし、お仕事や家族のお世話などで難しい人もいるでしょう。出張や旅行、行事などで、それどころではない時期だってあるはずです。

そんな場合は「週に1回でも行えば、その週は継続したことになる」と、ゆるめのルールで考えてみてください。心理的なハードルがぐんと下がり、結果的に、数か月、数年というレベルで習慣化できるはずです。

私の場合「1週間に5日間できれば、自分をほめる」というルールで取り組んでいたところ、60代から今まで続けることができました。「基準」を厳しくしすぎないほうが、かえってうまくいくのかもしれません。

「トントン肺たたき」で肺を元気に!

注意
ここでは左胸から始めましたが、左右を逆に行ってもかまいません。

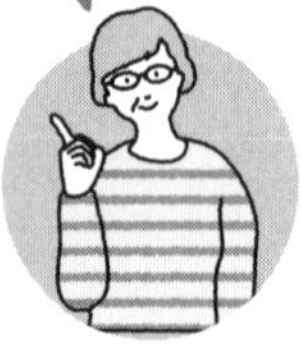

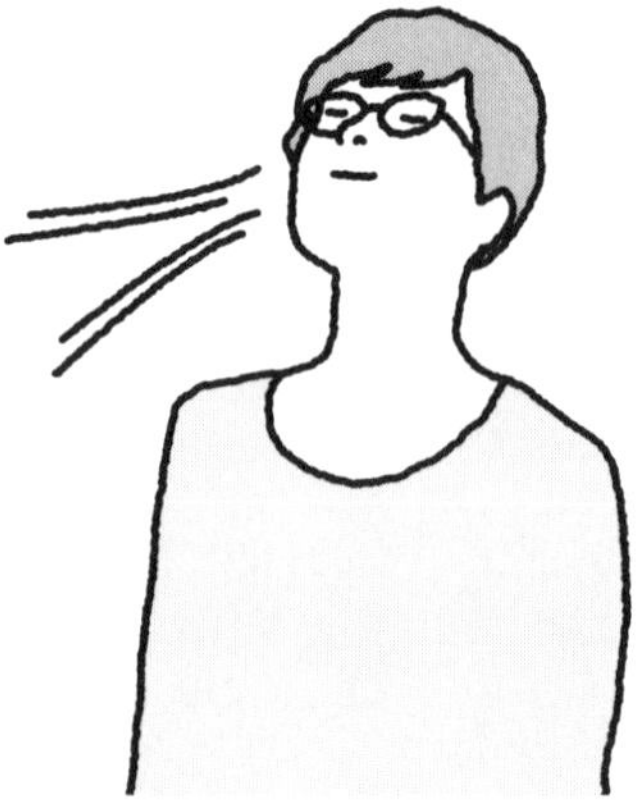

1 鼻から息を吸います

口を軽く閉じて、息を鼻から吸います。

2 右手の平を軽くお椀のようにして、左胸の肋骨のあたりを40回たたきます

1秒に2回が目安です
息を吐きながら、
手を上下に往復させて、
位置を変えながらたたきます。
そのあと、**1**に戻り息を吸います。

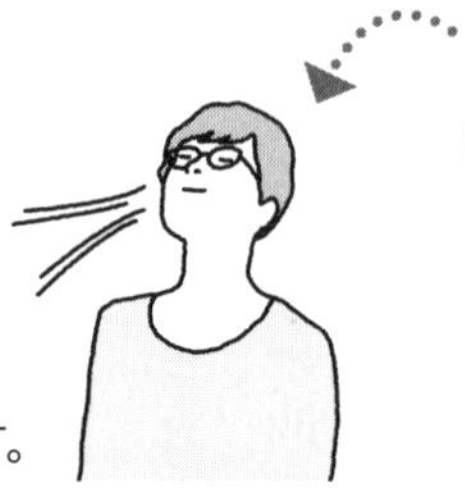

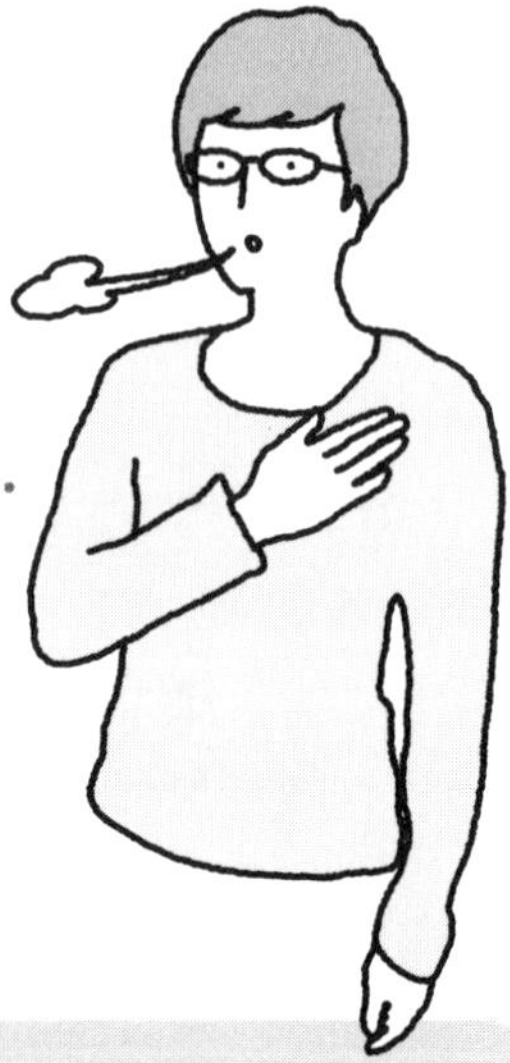

NG 自分自身で行うときは、自己防衛本能が働くため、強くたたきすぎることはありませんが、ほかの人に対して行うときは、力加減がわからなくなりがちです。「病気のお子さんの胸を、体調を熟知している保護者がたたく」というケース以外は、他人に対しては行わないようにしてください。

3 右胸の肋骨のあたりを左手で40回たたきます

2と逆の動きを行います。
息を吐きながら、
たたく位置を変えながら行います。
このあと、
1に戻り息を吸います。

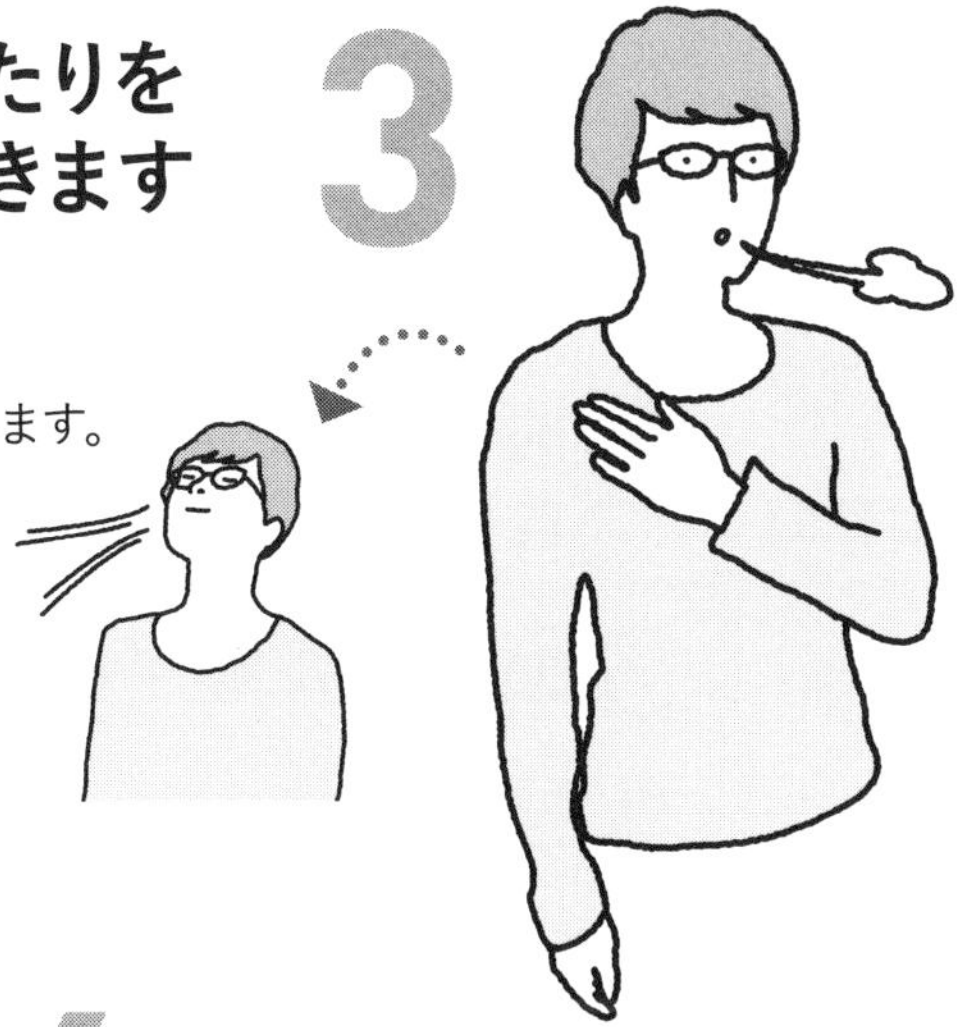

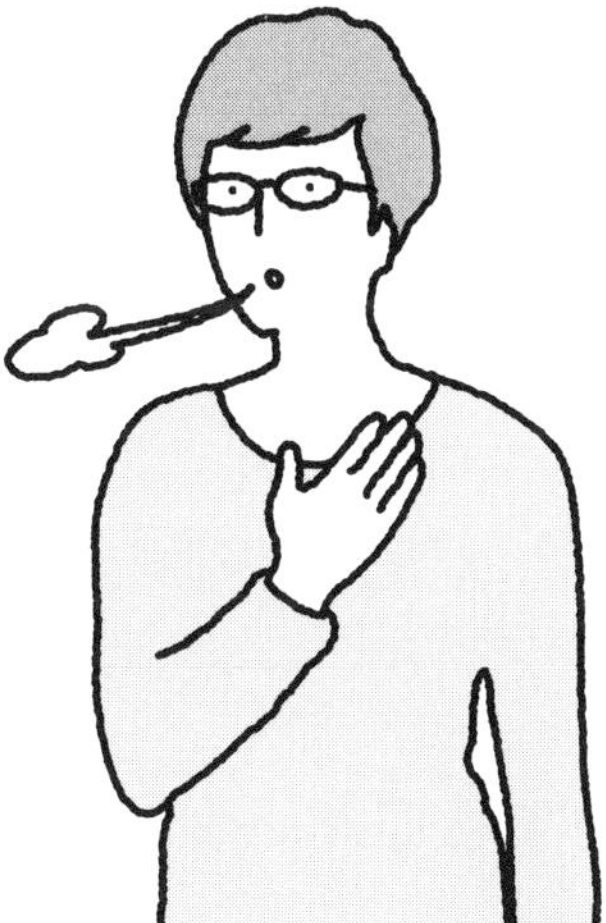

4 胸の中央の気管支のあたりを40回たたきます

息を吐きながら、左右どちらかの手の平で、
気管支のあたりを軽く40回たたきます。
このときも、たたく手は上下に往復させましょう。
気管支への振動が呼吸筋を刺激します。

オススメ

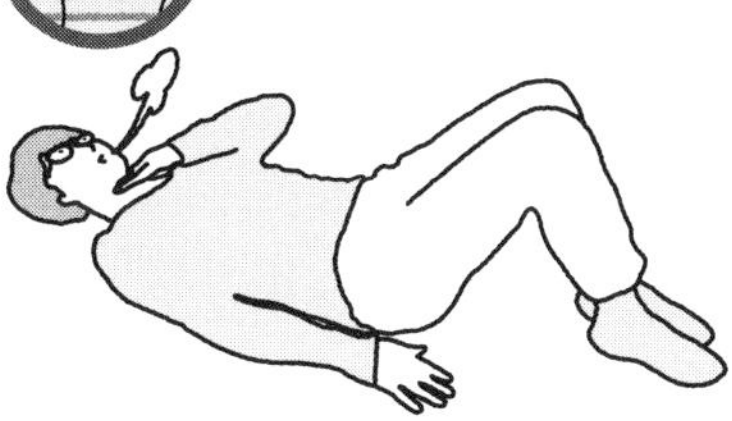

- 寝転んだ姿勢は、よりラクにリラックスして行えるためオススメです。
- 「1秒に2回」のペースを目安に、左右、中央それぞれ約20秒かけます。

体操をするときの
6つのチェックポイント

1 疲労、熱、下痢などの体調不良がないこと

2 血圧に異常がないこと

3 運動の前後で、水分補給を十分にすること

4 椅子に座ってするときは、正しい椅子に座ること

・安定して転倒のおそれがない
・座面がふわふわせず、
　ひじ掛けがある椅子がよい

5 呼吸を止めずに運動すること

6 運動によって、体に負荷がかかりすぎないこと

高齢者が運動をするときには、身近な方が体調や環境を確認できれば理想的です。医師から運動時の注意があるときは、それに従ってください。

第2章

飲み込む力を鍛えて誤嚥を防ごう

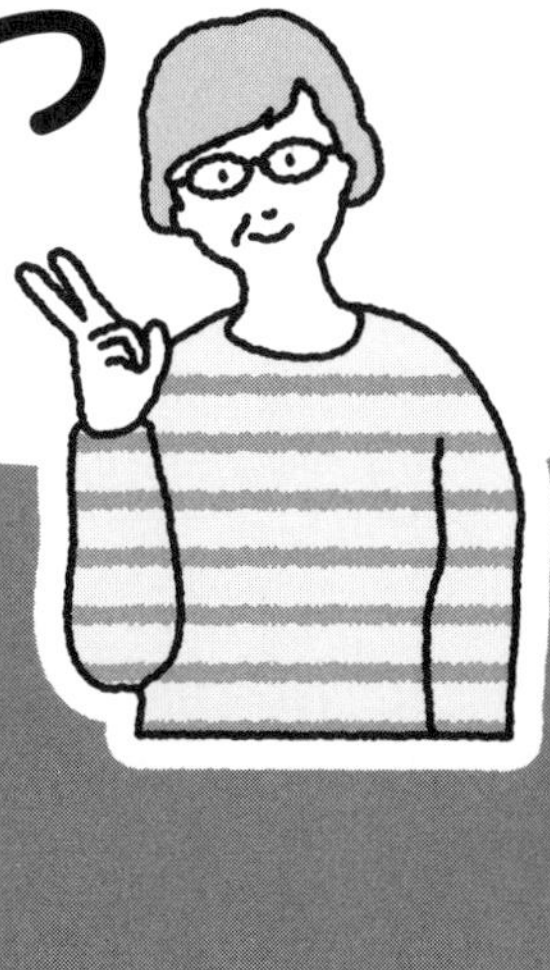

高齢者に多い誤嚥性肺炎はなぜやっかいなの？

気づきにくい「誤嚥性肺炎」

「肺の病気」と聞いて、まず思い浮かぶのは「肺炎」でしょうか。

「肺炎」は昭和から現在まで、常に「死因」のワースト10に入り、2011年からは6年間、3位を占めていました。しかし2017年以降は5位に。肺炎で亡くなるケースは減り、だんだん怖い病気ではなくなっていくのでしょうか。

そうではありません。実はこの年から「肺炎」に含まれていた「誤嚥《ごえん》性肺炎」を、独立させただけです。高齢者に多い「誤嚥性肺炎」は、日本が高齢社会に変わるにつれ、「肺炎」の枠に収めておけないほど顕著な存在感を示し始めました。そして「肺炎」は、以後減少しているわけでもありません。

出生率や死因をみる「人口動態統計」によると、死因率で上昇傾向にあるのは、老衰、誤嚥性肺炎、アルツハイマー病など。これらは今後も増大するとみられています。

普通の肺炎も、誤嚥性肺炎も、その症状と治療方法は同じですが、その違いは「肺炎が起こった経緯」にあります。誤嚥性肺炎とはその名の通り、「誤嚥」によって起こった肺炎です。

誤嚥性肺炎の特徴は、のどの「飲み込む力」が落ちていることで起こる肺炎のため、何度も繰り返しやすいことにあります。

高齢になると老化が進んで、反射神経や体の筋力が衰えてきます。食べ物をごっくんと飲み込む「嚥下《えんげ》」をになう筋肉も同様で、飲み込む動作がスムーズにできなくなります。

食べ物が、本来の通り道である「食道」ではなく、息の通り道「気道」に誤って入ってしまう――これが誤嚥です。

健常な状態なら、せきをして、食べ物を気道から出すことは可能です。けれども、老化が進むとそれもできなくなってしまいます。

気道に誤って入り込んだ食べ物は、口から外に出されることもかなわず、下へと落下。そのまま肺へと運ばれ、肺の内側にとどまることになります。

もちろん、肺とは呼吸器ですから、肺に食べ物が入り込んでしまうこと自体、望ましくありません。

また、食べ物には100％雑菌がついています。本来、肺の中はほぼ無菌の清潔な状態が保たれているわけですが、食べ物の小さなかけらが入り込んだだけで、そこについていた菌が急激に大増殖をしてしまいます。

そうなってしまうと、自然に治ることは期待できず、強力な抗菌薬で治療することになります。重症の場合は、人工呼吸器によって酸素吸入を補助することも必要になります。

さらにいうと、この「誤嚥性肺炎」がやっかいなのは、早期発見が困難な点です。初期症状が軽く、一般の人には「軽い風邪？」としか感じられないのです。

本人も気づかないうちに進行するため、「自覚症状がないまま、レントゲンを撮ったら、肺が真っ白になっていた」という事例も、珍しくありません。

誤嚥したらすぐ「誤嚥性肺炎」ということではない

とはいえ、誤解をしないでくださいね。「すべての誤嚥が誤嚥性肺炎につながる」ということではありません。実際、お若い方でも、今までの人生で一度は「誤嚥をしてひどくむせた経験」があるでしょう。

でも、それがきっかけで「誤嚥性肺炎になった」ということは、なかったはず。「むせてしんどかったなあ」という記憶があるくらいだと思います。

つまり、誤嚥したものの量が少なかったり、本人の栄養状態がよかったり、免疫機能が高く保てていたりする場合、誤嚥がすぐさま誤嚥性肺炎に直結することはありません。どうか安心してください。

私が本書で強く申し上げたいのは、加齢とともに低下する「飲み込む力」を、まず鍛えましょうということです。

このあと66ページからお伝えする「ごっくん体操」「舌トレーニング」で、食事に必要なのど、口、舌、頬などの筋肉を強くすることができます。

さらに「唾液」の分泌も促すことができます。

「唾液」には、健康寿命を伸ばす効能が、実は数多く秘められています。

誤嚥性肺炎との関連でいうと、口の中で、食べ物と唾液とが混ざり合った「食塊《しょっかい》」がうまくつくられることで、食べ物はのどをスルリとスムーズに通過できるようになります。

つまり「唾液」とは、単なる「消化酵素」ではありません。狭いのどを無事に通り、気道ではなく食道へと導いていく潤滑油のような役割も果たしてくれているのです。

なぜ、「飲み込む力」は年齢とともに弱くなるのか

ここまでお読みいただき、疑問をお持ちの方もいらっしゃるかもしれません。

「そもそもなぜ、飲み込む力は落ちるのだろう?」

それをお伝えするために、少し専門的になりますが、ここで「食べるとき」の体のしくみを、簡単にご説明いたしますね。

健常な人は、何気なく食事をとることができます。テレビを楽しみながら、もしく

は新聞や雑誌を読みながら、ごはんを食べている人も多いことでしょう。

それは、実は「できてあたりまえ」のことではないのです。

「食べる」という一連の営みを細かく分解してみると、「私たちの体がいかに精巧にできているか」、きっと驚かれるはずです。

正常な食事の流れ

❶食塊をつくる

食べ物を、歯や舌、頰を使って嚙《か》み砕き、唾液と混ぜ合わせて飲み込みやすい形「食塊」にします。このとき、食道の入り口は閉じられています。

❷食塊をのどの奥へ送る

唇を閉じ、息を止めて、舌で食塊をのどの奥へ送ります。

❸食塊が食道へ送り込まれる

食べ物が咽頭《いんとう》を通ると、いわゆる「ごっくん」（嚥下反射）が起こります。すると喉頭蓋《こうとうがい》が自動的に気管の入り口をふさいでくれるので、0・5秒前後で、食塊が食道に送り込まれます。

❹食塊が胃に運ばれる

食道の「ぜん動運動」、つまり下方にすべり込ませていく収縮によって、食塊が胃へと運ばれます。

注目してほしいのは、❸で、「喉頭蓋が自動的に気管の入り口をふさいでくれる」というところです。

のどの下には「1本の管しか走っていない」と思っていらっしゃる人もいるかもしれません。実はそうではなく、空気の通り道である「気道」と食べ物の通り道である「食道」が並行して走っています。

「気道」の先は肺へ、「食道」の先は胃腸へと続きます。

では、この気道と食道は、決して交わらないのかというと、そうではありません。

のどにある「咽頭」で、立体的に交差をしています。

そして、食べ物を飲み込むときに、間違えて気道にいかないよう、フタの役割をしているのが「喉頭蓋」というわけです。

加齢によって、喉頭そのものが下がったり喉頭蓋が正常に機能しなくなることで気道がうまく閉じなくなったり、食道の入り口の開き具合が不十分になったりして、食べ物が気道に入ってしまう状態こそ「誤嚥」というわけです。

ですから、この「気道」と「食道」の交差するポイントを「魔の交差点」と表現する人もいます。

だからこそ、誤嚥を恐れすぎるのではなく、**「飲み込む力」**を磨いていくべきなのです。「ごっくん体操」を日々続けることで、喉頭蓋を含めたのど全体を効率的に鍛え、「飲み込む力」をアップさせることができます。

正しいごっくんできますか？

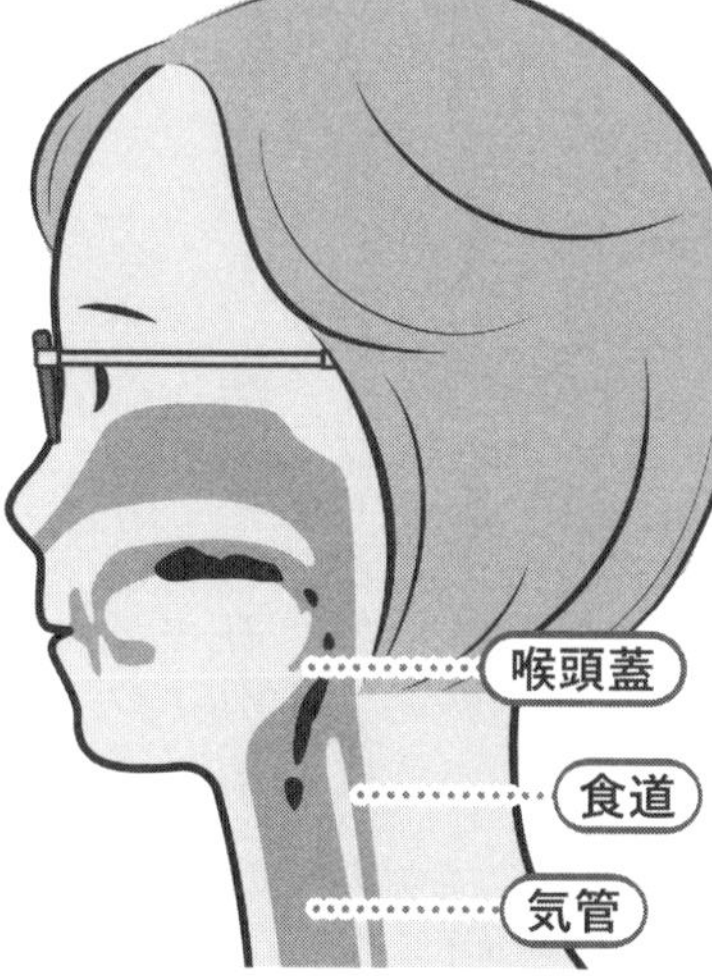

気道のフタ「喉頭蓋《こうとうがい》」が閉まりにくくなると、危ない！

のどの下には、空気の通り道「気道（気管）」と、食塊《しょっかい》の通り道「食道」が並行して走っています。食塊を飲み込むとき、誤って気管に入らないよう、フタの役割を果たすのが喉頭蓋です。

正常なごっくん（嚥下《えんげ》）

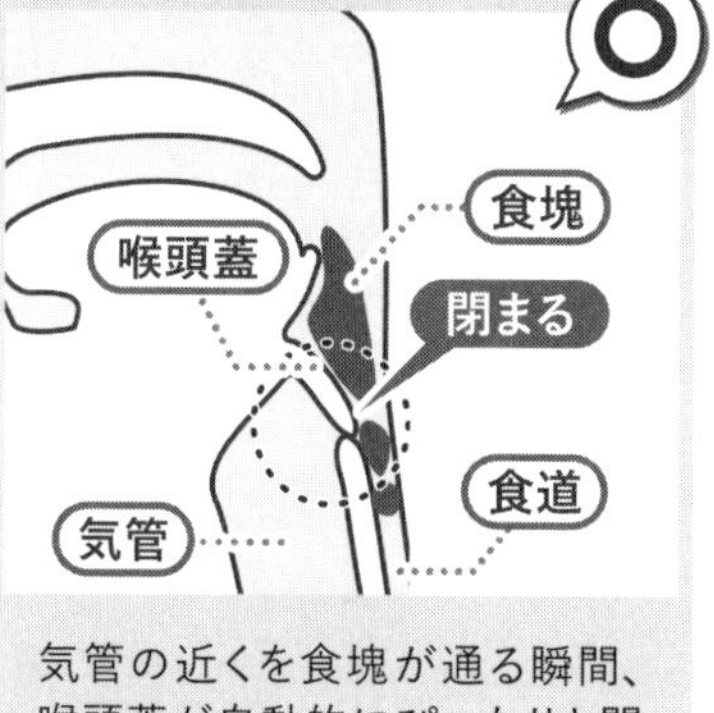

気管の近くを食塊が通る瞬間、喉頭蓋が自動的にぴったりと閉まります。

誤嚥をまねくごっくん

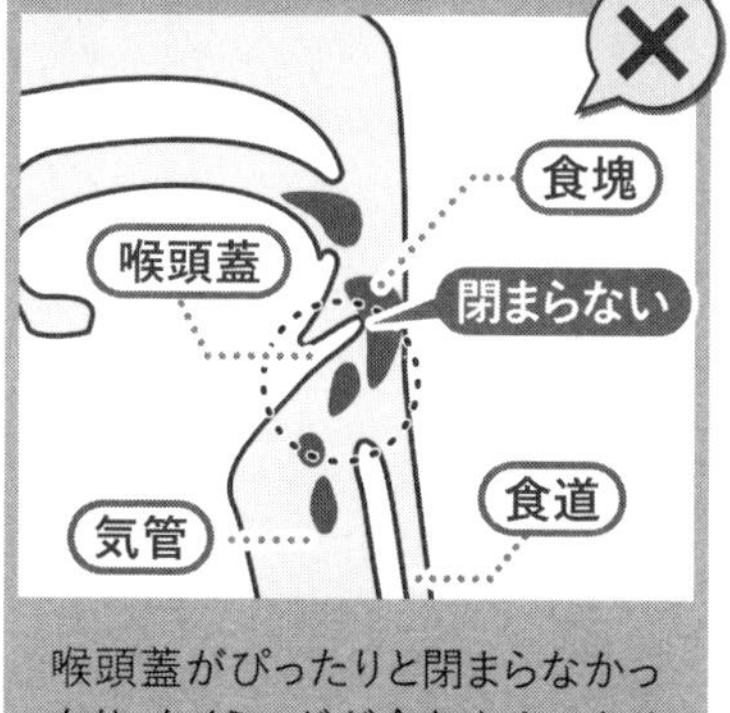

喉頭蓋がぴったりと閉まらなかったり、タイミングが合わなかったりすると、食道に入るべき食塊が、気管に入ってしまいます。

誤嚥を防ぐには、舌を鍛えて唾液を出そう

舌は「咀嚼」と「嚥下」の陰の立役者

誤嚥と無縁で過ごすために、そして正しい「ごっくん」（嚥下）をするために、あなたは体のどの部分が大事だと思いますか？

前にも見たように「のど」の筋肉や、気道のフタ「喉頭蓋」などの器官が大事なことはいうまでもありません。しかしそれだけでは不十分です。

実は「舌」も、嚥下をスムーズに行うための、〝縁の下の力持ち〟的な役割を果たしています。「舌」とは「味」を感じるだけの器官ではないのです。

先ほど、食べ物を口に入れてから胃に到着するまでをご説明しましたが、「嚥下」の前に大事なのが、「**咀嚼**《そしゃく》」です。

咀嚼のとき、実は舌が大活躍をしています。食べ物と唾液を混ぜ合わせるのが、舌の大きな役割です。

それだけではありません。食べ物を歯と歯の間に移動させたり、歯で砕くときに食べ物を固定したり。また、噛み砕かれたものを集めて、反対側の歯に移動させることもします。

「咀嚼」が終わると、舌が噛み砕いた食べ物を集め、唾液と混ぜ合わせて飲み込みやすい形「食塊」にします。そして、「食塊」をのどの奥に送り込みます。

そのときに舌が発揮する力は、相当なものです。

もし舌が、これらの一連の仕事を、少しでもサボった場合。食べ物はうまく食べられなくなってしまいます。その深刻化した状態を、難しい言葉で「咀嚼障害」「嚥下障害」などと呼びます。

もちろん舌の力が衰えることで、誤嚥を招きやすくなり、「誤嚥性肺炎」になる危険性も高まります。ですから、皆さんには「舌」も鍛えていただきたいのです。

舌とはほぼ筋肉でできた組織です。ということは、ほかの筋肉と同様、加齢とともに衰えてしまうということ。実際、**「舌の筋力が低下すれば、うまく食べられなくなる」**という事実が明らかになっています。

ですから、「ごっくん体操」のあとでご紹介する**「舌トレーニング」**（68ページ）を、ぜひ習慣化してください。

また舌は、普段の会話でも、ある程度は鍛えることができます。

滑舌を意識して、おしゃべりすることも、日常でできる「舌トレーニング」です。

唾液の分泌量を、低下させてはいけない

次に「唾液」についても触れておきましょう。

唾液は、健康な大人で1日に1・0〜1・5リットル分泌されるといわれます。しかし、病気になったり、年齢を重ねたりするにつれ、さまざまな理由で、唾液が分泌される量は減りがちです。

血圧を下げる薬や、抗アレルギー薬、睡眠薬、抗うつ薬などにも、唾液の分泌を抑

えるものがあるので、気になる方は主治医に相談してみてください。

また、唾液の分泌量の低下が深刻化すると、口が渇く「ドライマウス」という状態になります。この状態は非常に危険です。

「ドライマウス」は、中年以降の女性に多く見られます。「なぜか水分をとりすぎる」「口の中が痛い」「口の中がよく傷ついている」「食べ物を飲み込みにくい」、などの症状が、「ドライマウス」のサインです。

「ドライマウス」の原因には、加齢や咀嚼力の低下、ストレスなどが挙げられます。

唾液がきちんと出るということは、健康にとって非常に大事なことなのです。

唾液の驚くべき効用とは

唾液には、まず「味を感じるのを助ける作用」があります。

次に「消化作用」があります。唾液に含まれる「アミラーゼ」や「マルターゼ」といった消化酵素は、食物中のでんぷんをブドウ糖に変えます。

また「食べ物がのどを通りやすいように助ける作用」もあります。唾液の粘り気であるタンパク質「ムチン」がうまく作用すると、食塊がまとまりやすくなり、気管ではなく食道の入り口に入り、嚥下しやすくなります。この「ムチン」こそ、誤嚥を遠ざけるカギといえます。

その他、唾液には「自浄作用」「抗菌作用」「粘膜の保護作用」があり、口臭などを予防してくれるほか、弱アルカリ性の唾液は、口の中が飲食物で酸性になり、歯が溶けやすくなるのを予防してくれます。歯の表層で起こる初期のむし歯を修復する働きも備わっているともいわれています。

さらには、唾液中に分泌されるホルモンである「パロチン」は、老化防止作用をもつ成分として有名です。また唾液に含まれる「ペルオキシダーゼ」は、抗菌作用が強く、老化や発がん、動脈硬化の引き金になる「活性酸素」を消す働きがあります。

私たちの健康を維持するために、大活躍してくれている唾液。

ではいったいどうすれば、唾液の分泌量を保つことができるのでしょうか？

基本的に、唾液は噛めば噛むほど分泌されます。食事の際には1口で約30回、よく噛んで食べるようにしましょう。また口呼吸をしていると、口の中はおのずと乾いてしまいがちです。ですから、**できるだけ鼻呼吸を行うこと。**

そして、普段の生活に取り入れていただきたいのは**唾液腺のマッサージ**です（66ページ）。

唾液の何と9割が、次ページでご紹介する「3大唾液腺」から出ています。そこを集中的に刺激すれば、唾液が効率よく分泌されることになります。

次から、その「3大唾液腺」マッサージをご紹介します。

また、唾液腺の近くにある**リンパ節**も忘れてはならない存在です。というのも、リンパ節とは、ウイルスや病原体が侵入しようとしても、リンパ液がそれを取り込み、体内に入るのを防ぐ働きがあります。

免疫力を高めるために、リンパに注目することも大切です。唾液腺の近く、首周辺には大事なリンパ節がたくさんありますから、あわせてマッサージするとよいでしょう。

3大唾液腺と、首まわりのリンパ節

「唾液腺」について

「唾液腺」とは、口のまわりにある、唾液を分泌する組織のことです。ここでご紹介する「耳下腺」「顎下腺」「舌下腺」を「3大唾液腺」と総称します。唾液の95％以上が、この「3大唾液腺」から分泌されます。

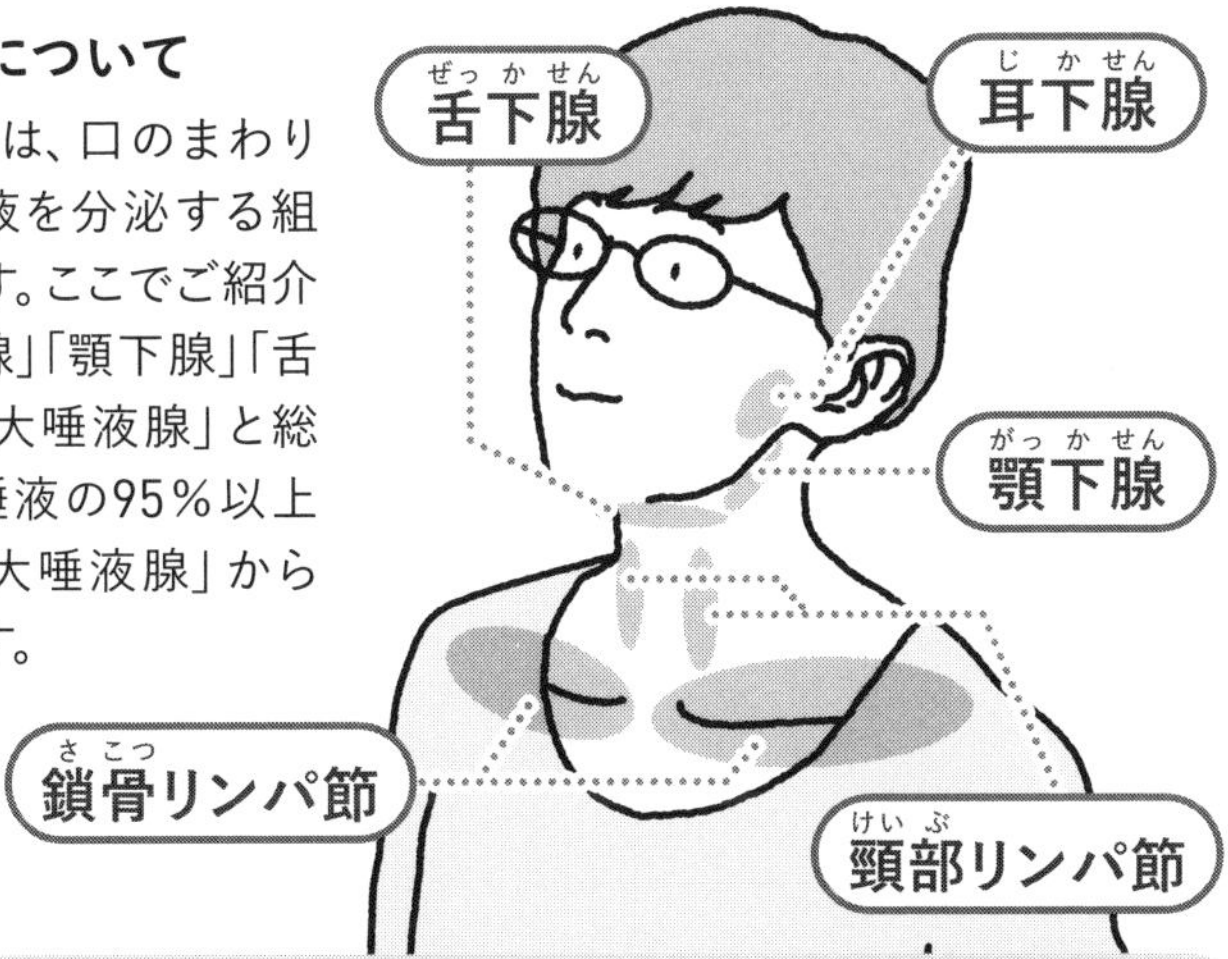

舌下腺《ぜっかせん》
耳下腺《じかせん》
顎下腺《がっかせん》
鎖骨《さこつ》リンパ節
頸部《けいぶ》リンパ節

3大唾液腺

「耳下腺」…下顎のえらが張った部分のすぐうしろ、耳たぶのやや前下方、上奥歯あたりの頬に位置します。

「顎下腺」…あごの真下、あごの骨の内側のやわらかいくぼみ部分にあります。

「舌下腺」…舌の付け根、あごの先のとがった部分の内側にあります。

「リンパ節」について

リンパ液は、老廃物や余分な水分を回収しながらリンパ管を流れます。「リンパ節」とはリンパ管の途中にある、ろ過装置。病原体や異物をせき止め、体を守る重要な組織です。首のまわりには多数のリンパ節があります。

首まわりのリンパ節

「頸部リンパ節」…首周辺にあるリンパ節。

「鎖骨リンパ節」…鎖骨にあるリンパ節。

飲み込む力を鍛える「ごっくん体操」

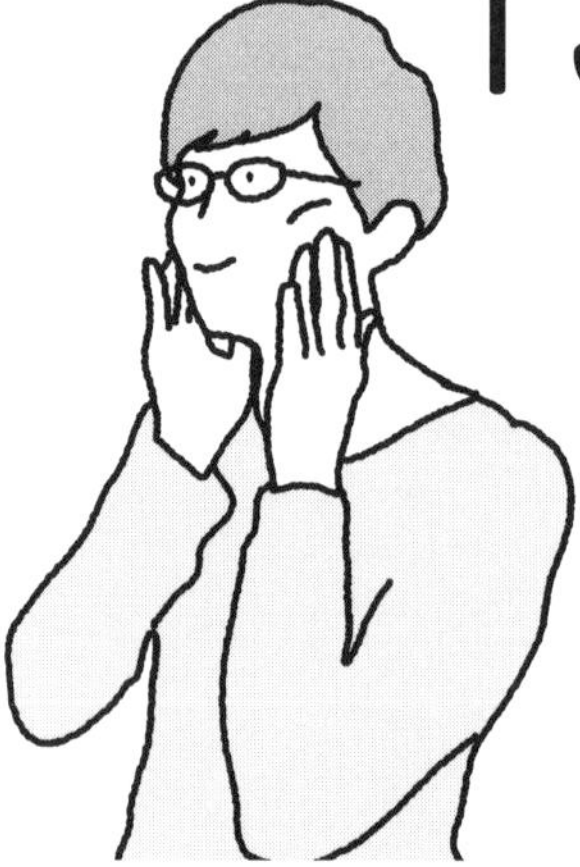

1

耳下腺のマッサージ

耳たぶのやや前下方、上奥歯あたりの頬に人さし指をあて、指全体で優しく押します。

5〜10回、繰り返します。

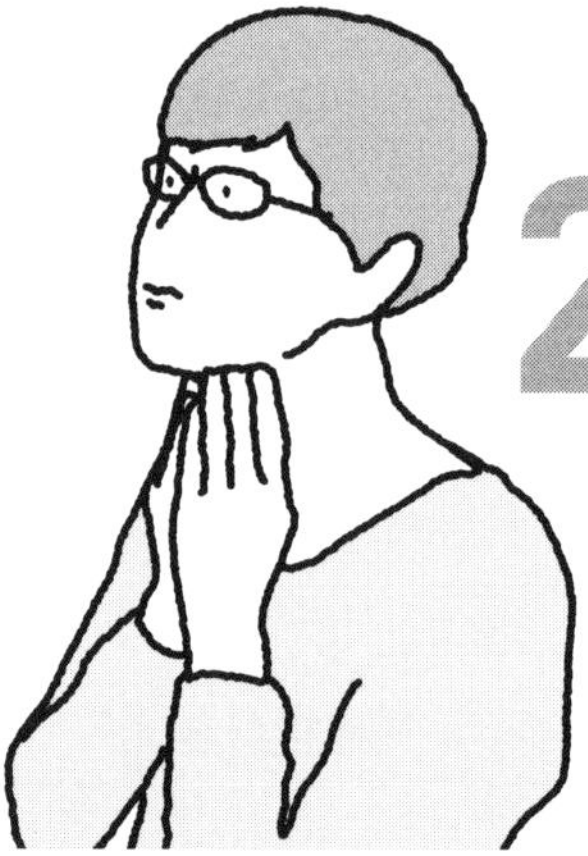

2

顎下腺のマッサージ

あごの真下、あごの骨の内側のやわらかいくぼみ部分に親指以外の指をあて、あごの先から耳の下まで優しく押します。

5〜10回、繰り返します。

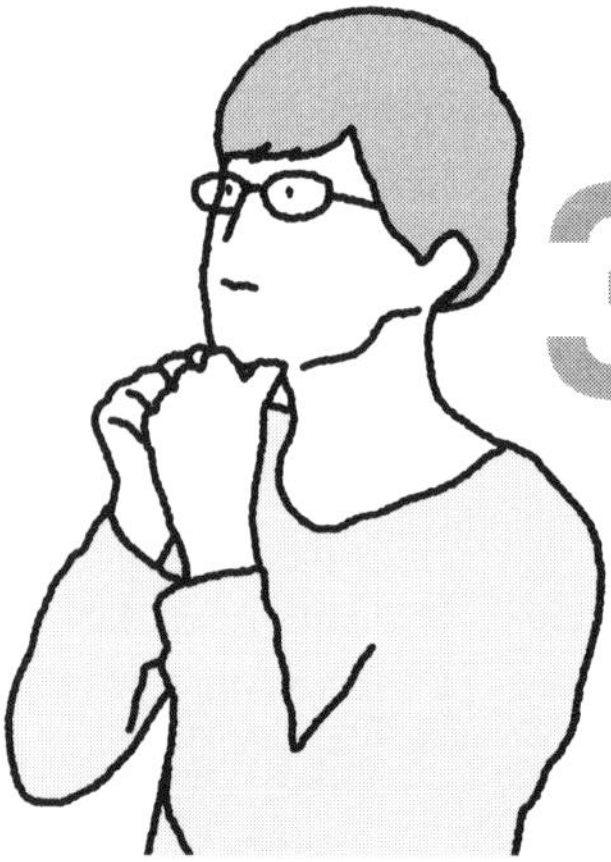

3

舌下腺のマッサージ

舌の付け根、あごの先のとがった部分の内側に両手の親指をあて、グーッと押し上げます。

5〜10回、繰り返します。

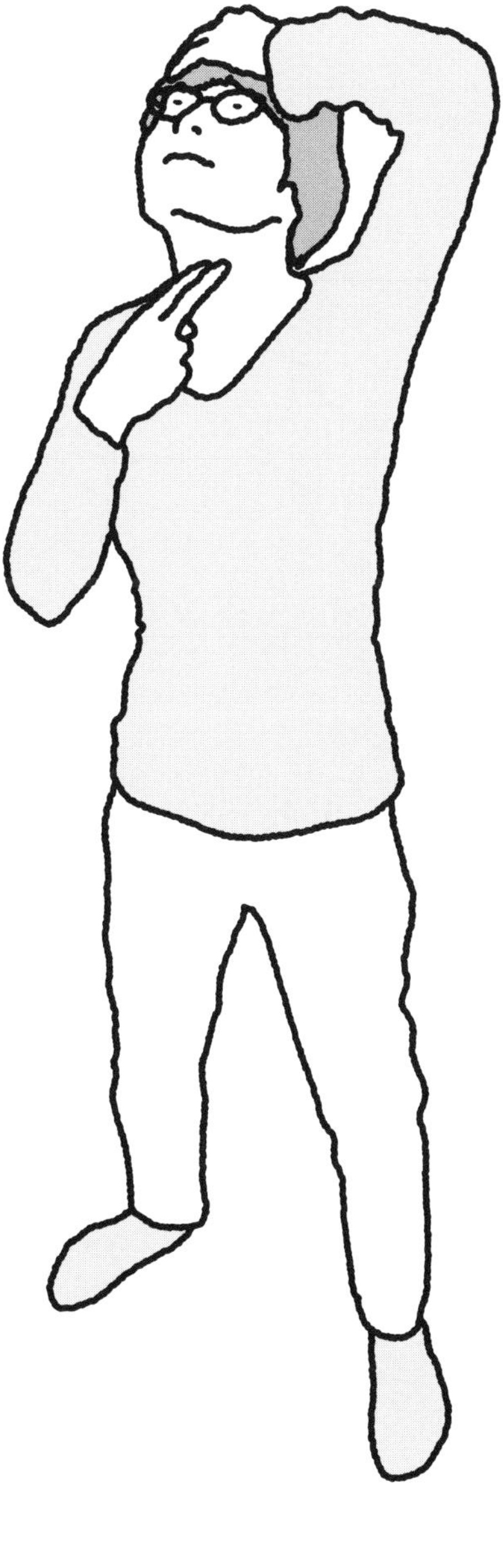

4

のどぼとけの上（喉頭蓋のあたり）をマッサージします

さするようにやさしく行います。

5

顔を上げ、連続して4回唾液を「ごっくん」します

「3大唾液腺のマッサージ」により、唾液がたくさん分泌されています。のどぼとけの上（喉頭蓋のあたり）を押しながら、唾液を飲み込みます。

健常者は「30秒間に4回以上のごっくん」が理想的ですが、嚥下障害のある人は「30秒間に3回以下のごっくん」でもかまいません。おでこを押さえると頭が安定しやりやすくなります。

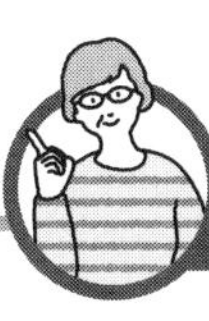

ポイント

「ごっくん」できたかわかりにくい場合は「のどぼとけの上」に指をあて動いているか確認を。

ける「舌トレーニング」

舌伸ばし

1日3回
ずつ

1 舌を下に伸ばす

口を軽く閉じた状態から、
舌先を下あごの先につけるイメージで、
思いっきり舌を伸ばします。

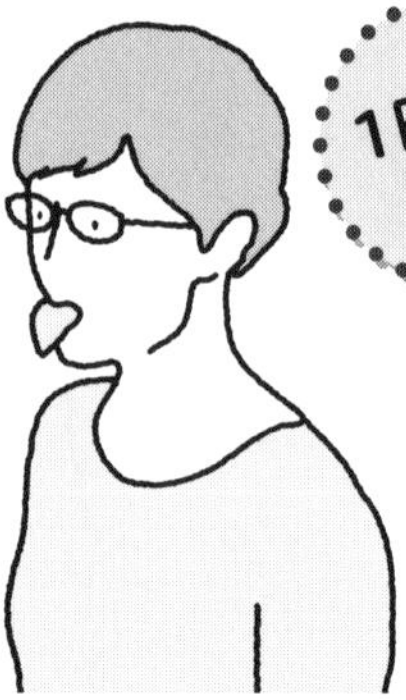

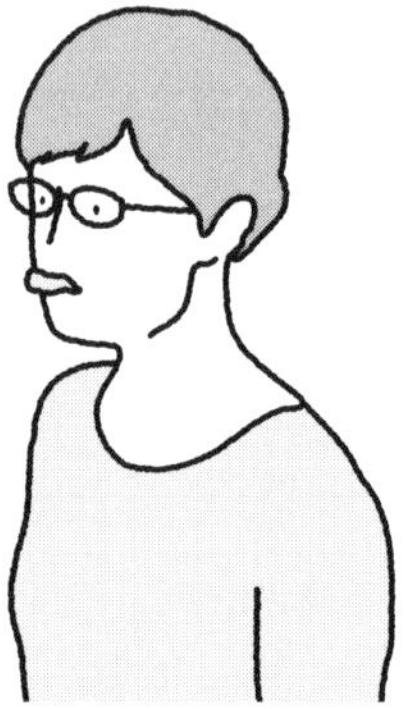

2 舌を上に伸ばす

次に、舌先を鼻の頭につけるイメージで、
思いっきり上に伸ばします。

3 舌を左右に伸ばす

「舌先を、左右の口角（口の両端）につける」
イメージで、舌を左右に伸ばします。
慣れてくると「舌先を、
顔より外側に飛び出させる」イメージで、
思いっきり伸ばしてもよいでしょう。

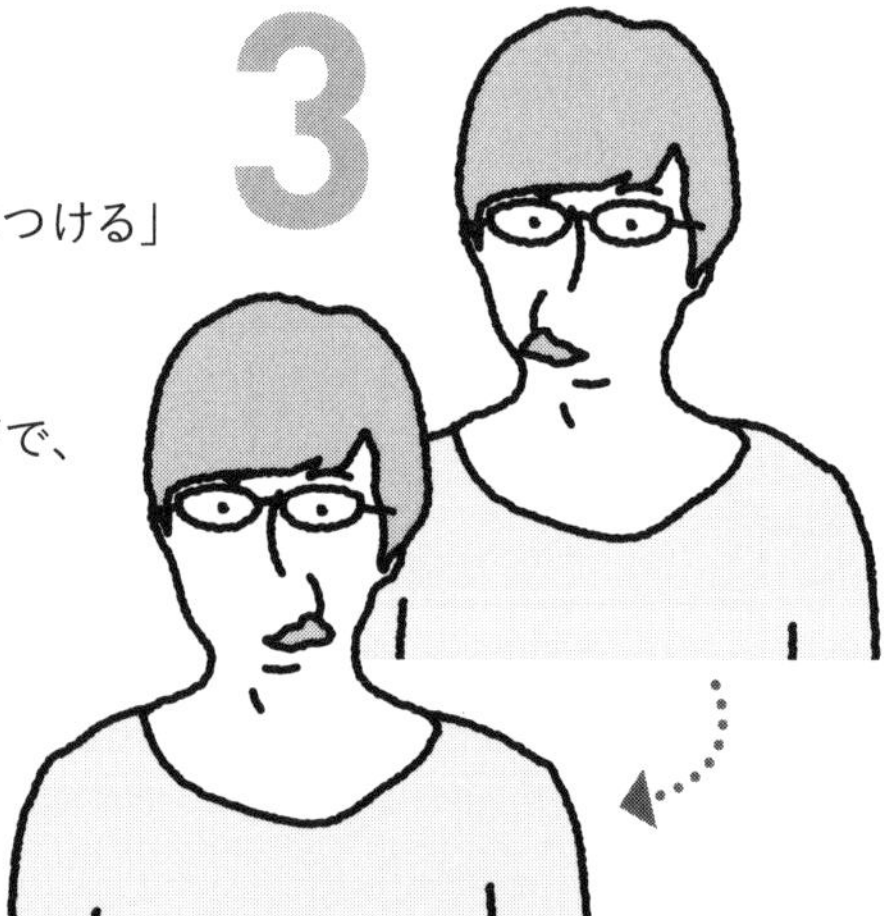

NG 集中しすぎて、
息を止めないように。

舌の筋力をつ

舌　回　し

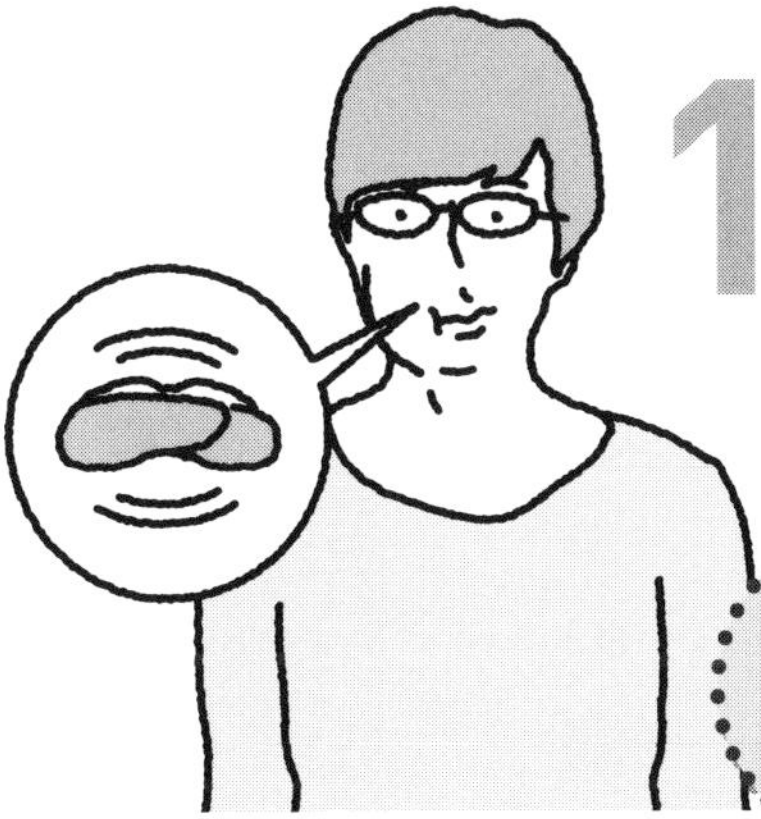

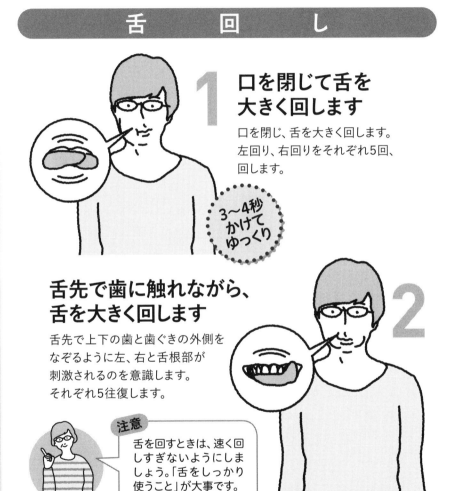

1 口を閉じて舌を大きく回します

口を閉じ、舌を大きく回します。
左回り、右回りをそれぞれ5回、回します。

3〜4秒かけてゆっくり

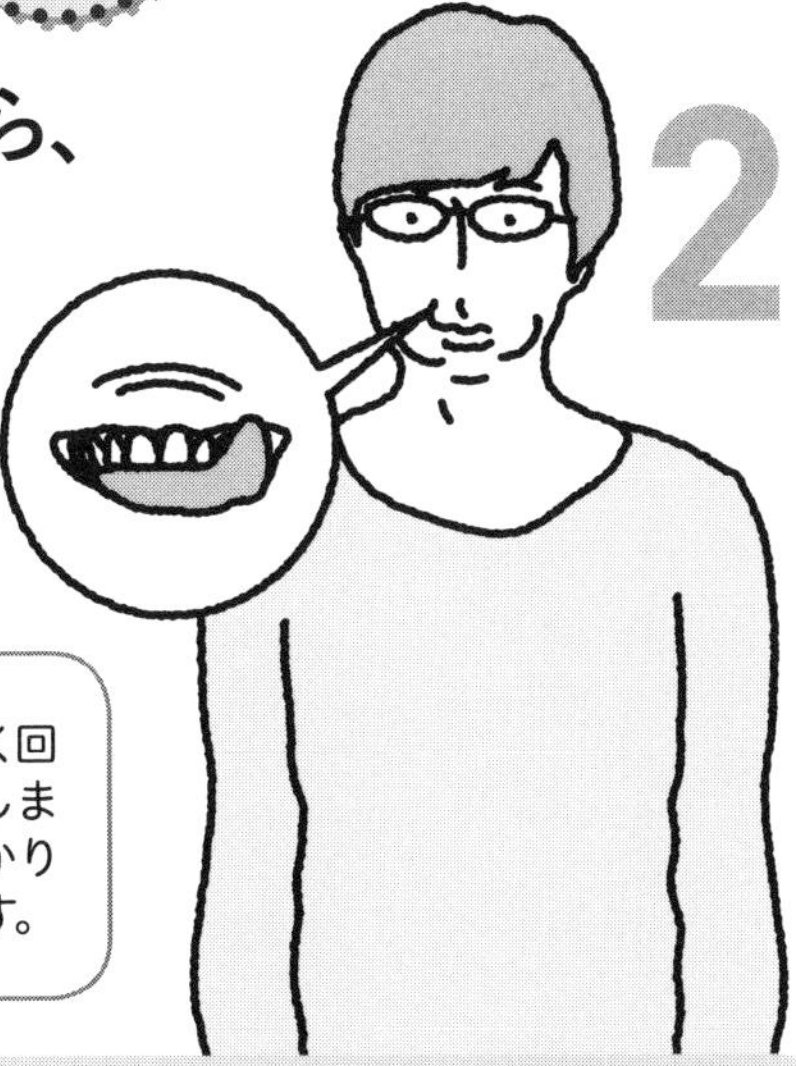

2 舌先で歯に触れながら、舌を大きく回します

舌先で上下の歯と歯ぐきの外側をなぞるように左、右と舌根部が刺激されるのを意識します。
それぞれ5往復します。

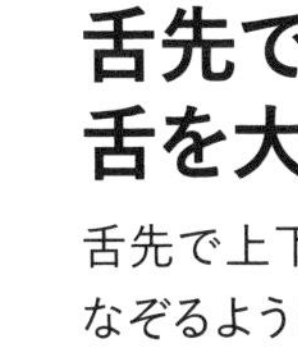

注意

舌を回すときは、速く回しすぎないようにしましょう。「舌をしっかり使うこと」が大事です。

NG

何事もやりすぎがよくないように、「舌回しのやりすぎ」もよくありません。
短期集中ではなく、毎日少しずつ続けましょう。

誤嚥を防ぐ生活習慣

誤嚥しない5つの取り組み

「ごっくん体操」「舌トレーニング」に加え、暮らしの中で気をつけていただきたいポイントがいくつかあります。誤嚥しない5つの生活習慣、おぼえておいてください。

❶食べるときは、体を起こしあごを引いた「よい姿勢」で

椅子に深く腰かけ、両足を床につけ、あごを引いて座ります。

寝たきりの方も、介護ベッドのリクライニングを上げて、上半身を起こし、あごを引いた姿勢がとれるように、枕などで首の角度を調整してください。なぜなら、誤嚥を防ぐ最大のポイントは「あごの角度」にあるからです。

人の体は、あごが上を向いたとき、自然に気管が開くようにできています。つまり、誤嚥の可能性が高まってしまうのです。ですから、食事のときの「あごの理想の角度」は、「首との間に指が約3本入る角度」です。

❷食後の口のケアを徹底する

食後、口の中やのどに食べ物が残っている場合、それが誤って気道から肺の中に入り、誤嚥性肺炎になる可能性が高くなります。

歯みがきなどで、常に口の中は清潔に保ちましょう。また、お食事のあとは水をとって、のどに食べ物を残さないようにしましょう。

❸肩や首をストレッチする

意外に思われるかもしれませんが、首や肩の筋肉を刺激することで、飲み込みに必要なのどまわりの筋肉を、自動的に鍛えることができます。すると、「せきをする力」や「ごっくんする力」（嚥下する力）もつられてアップします。

たとえば、肩甲骨を意識して、両腕を気持ちよく回したり、首を前後に曲げたり、左右にねじったり、ぐるっと回したり。作業の合間に少し動かすだけでも、誤嚥の予防効果が見込めます。

❹「変顔」で遊んでみる

舌を回す「舌トレーニング」をご紹介しましたが（69ページ）、口を中心に顔全体の筋肉を大きく動かすこともおすすめです。口を閉じたまま、「ひょっとこ」のように唇を左右に動かしたり、遊び感覚で変顔をしたりするだけでも、「咀嚼する力」を鍛えることができます。

❺「発声」で遊んでみる

前にもお伝えした通り、「舌」は普段の会話でも、ある程度は鍛えることができます。早口言葉を言ったり、口をおおげさに動かしたりしながら「パタカラ・パタカラ・パタカラ」と発声をしてみてください（パタカラ体操）。

舌と口を刺激することで、「咀嚼する力」「ごっくんする力」を磨くことができます。

誤嚥してしまったときはどうする？

普段から食事、運動、生活習慣などに気をつけていても、もし「誤嚥」をしてしまった場合は、いったいどうすればよいのでしょうか。

そもそも「誤嚥」とは、食べ物の通り道「食道」に入るべきものが、空気の通り道「気道」に誤って入ることをいいます。このとき、飲み込んだ食事の種類や大きさによっては、気道がふさがれることで「窒息事故」が引き起こされることもあります。呼吸困難になったとき、「適切な対応をしなければ、5分前後で心臓が停止する」という可能性も否めません。

つまり、誤嚥とは命にかかわる状態なのです。

❶自分が誤嚥をしたとき

・**まわりに人がいるとき**……遠慮せずまわりに助けを求めましょう。場合によっては、すぐに救急車を呼んでもらいます。

・**まわりに人がいないとき**……可能な限り強いせきをして、のどの食べ物を取りのぞきます。うまくせき込めなかったり、せき込んでも食べ物が取れなかったりする場合は、救急車を呼びます。

❷身近な人が誤嚥をしたとき

・**意識があるとき……**強いせきをするよう、背中をたたいて促します。

せきをしても食べ物を取り出せないときは、指でかき出します（指を噛まれないようタオルやハンカチを巻いてください）。詰まった食べ物がのどの奥にそれ以上入らないように、体勢は横向きにします。

もしくは、対象者の前胸部を一方の手で支え、もう一方の手で背中の肩甲骨の間を4～5回、力強く速くたたきます（背部叩打法《こうだ》）。その結果、詰まっていた食べ物が口の中に見えるようになったら、取り出しましょう。

・**意識がなくなっているとき……**すぐに救急車を呼びます。救急車が到着するまでにできることはないか、指示を仰ぎましょう。

第3章

老いをくいとめる「呼吸」「運動」「食事」

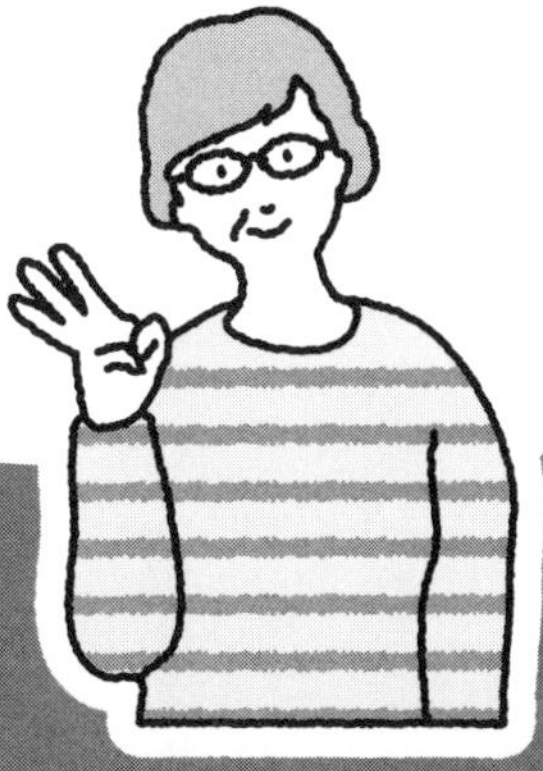

息が切れやすい人は肺が線維化している？

息切れは肺からのＳＯＳ

第２章の最後には誤嚥《ごえん》の恐ろしさについてお伝えしました。「肺に有害なものを取り込まないこと」は非常に大切です。ときに、命にまでかかわります。

肺に食べ物が入ると誤嚥性肺炎ですが、細菌やウイルスを肺にまで侵入させてしまうと、あっという間に感染症が引き起こされてしまいます。

長年の喫煙によってタバコの有害物質を吸い続けると、ＣＯＰＤ（慢性閉鎖性肺疾患）が、ゆるやかに進行し始めます。

またお仕事の現場などで、やむをえず粉じんや化学物質などを吸い込んでしまった場合、肺線維症《はいせんいしょう》（じん肺）、ぜん息などになる可能性が高くなります。

ですから、私たちはマスクで口元を覆い、気道から肺を大事に守っているわけです。

肺とは、とても丈夫なようでいて、実は繊細な面もあります。

なかでも、呼吸が行われている袋状の「肺胞《はいほう》」は、大変デリケートです。

外から取り込んだ空気の中に、「有害なもの」が入っていた場合、傷つけられることがあるのです。

健常な状態なら、その傷はひとりでに回復できます。しかし、傷つけられ続けると、その傷を治すための線維物質が増え、肺胞の壁が硬く、厚くなってしまいます。

このように、肺胞の壁が硬く、厚くなることを「**線維化**」といいます。

線維化を始めた肺胞は、弾力を失い、ふくらみにくくなっていきます。

すると、酸素が肺胞のまわりの血管に入りにくくなるため、体内に取り込まれる酸素の量が少なくなります。結果、私たちは息苦しさを感じたり、息切れしたりするようになってしまうのです。

線維化の進行とともに、息苦しさは増していきます。

また、線維化が進んだ部分は、残念ながらもとには戻りません。

恐ろしい話ですね。だから、タバコをやめることや、粉じんや化学物質などを吸い込まないことは、とても大事なことなのです。

ＣＯＰＤ（慢性閉鎖性肺疾患）に含まれる「肺気腫」（39ページ）は、肺胞が壊れ、もと通りに再生できない病気なので、肺の線維化のリスクがあります。

この他、「関節リウマチ」や「強皮症」といった「膠原病」や、アレルギー、薬剤やサプリメント、遺伝子異常なども、肺の線維化が進む原因に挙げられます。

ＣＯＰＤを予防するためには、日ごろから体力、持久力、筋力を維持する運動が欠かせません。そのためには、15～20分くらいの散歩や体操などの有酸素運動が効果的です。体調や症状に合わせて、可能な範囲で運動を続けるようにしましょう。

肺の線維化は、自覚症状がないままに少しずつ進むので、深刻なわりに軽視されやすく、胸のレントゲンやＣＴが発見のきっかけとなっていたりします。

禁煙とともに、自分のまわりの環境や、生活習慣を見直して、肺の線維化に関係のあるようなものはないか、確認してみましょう。定期的な検診も有効です。

目安となる主な症状は、息切れとせきで、病気が進むと部屋を移動したり、着替えをする程度の動きでも、息が切れてしまうのです。

これという運動をしたわけでもないのに、ずいぶん息切れをするなどの違和感を覚えたら、病院の受診をおすすめします。それは肺からのSOSかもしれません。

次にご紹介する**「口すぼめ呼吸」「腹式呼吸」**は、息苦しさを緩和する呼吸法です。細くゆっくりとした呼吸により、肺の奥に空気を届かせることが可能になります。

口すぼめ呼吸は、鼻から息を吸い、口をすぼめて吸うときの2倍以上の時間をかけて、ゆっくり細く息を吐き出す呼吸法です。これを試みるとよいでしょう。

さらに、腹式呼吸をしながら「口すぼめ呼吸」を行うと、なお効率的です。

また、第1章でご紹介した「トントン肺たたき」も、ぜひあわせて行ってほしいものです。

このように肺を意識し、しっかりと体を使って呼吸することで、「万病のもと」である残気の量も減らせます。

息苦しさをラクにする「口すぼめ呼吸」

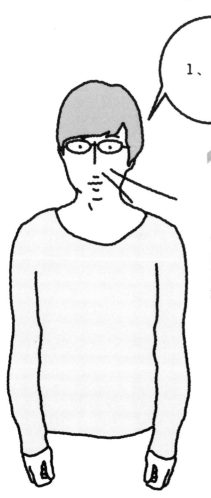

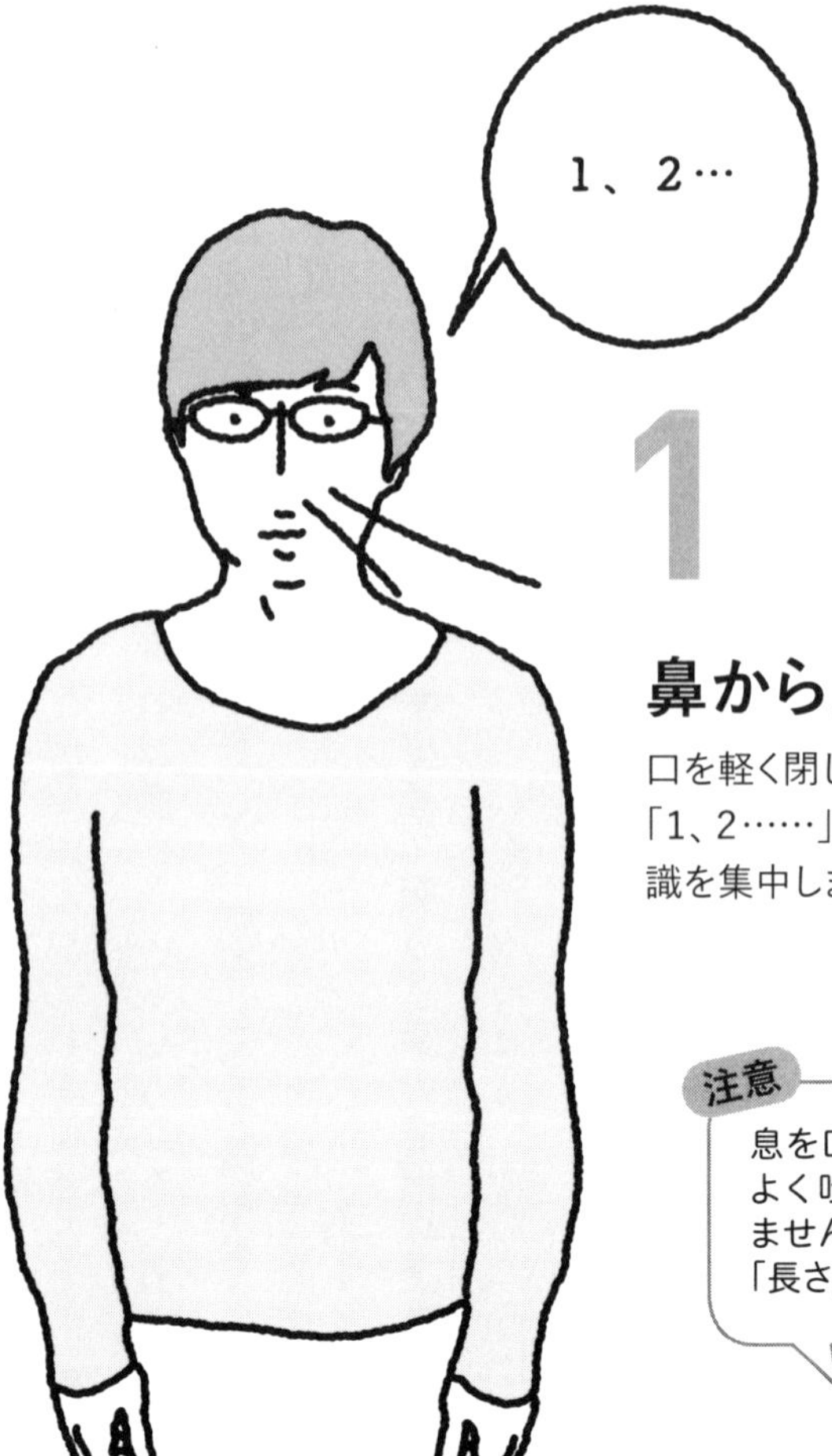

1

鼻から息を吸います

口を軽く閉じて、息を鼻から吸います。「1、2……」と数え、息を吸うことに意識を集中しましょう。

注意

息を口から吐くとき、勢いよく吐き出す必要はありません。息の「強さ」よりも「長さ」を意識しましょう。

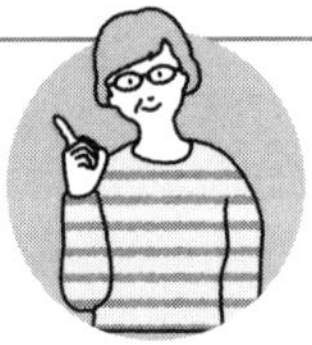

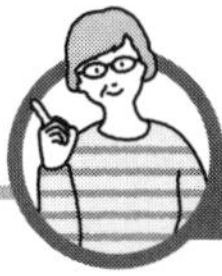

ポイント

「吸気」の長さを気にする必要はありませんが、できれば「呼気」の長さは「吸気」の2倍を目指しましょう（慣れてくると、自然にできるようになります）。

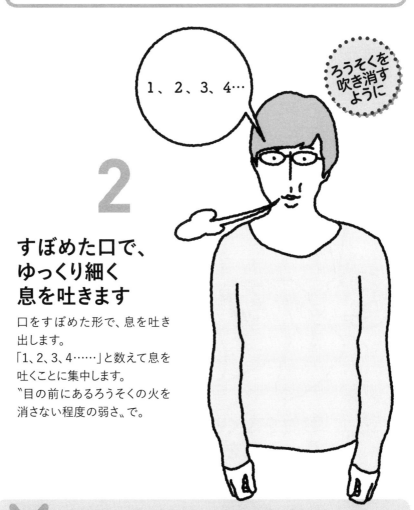

2

すぼめた口で、ゆっくり細く息を吐きます

口をすぼめた形で、息を吐き出します。
「1、2、3、4……」と数えて息を吐くことに集中します。
〝目の前にあるろうそくの火を消さない程度の弱さ〟で。

NG 息を吐くとき、口をすぼめすぎると、お腹の筋肉が強く収縮し、息切れしやすくなってしまいます。口のすぼめ方は「適度に強く」で十分です。

肺の奥まで空気が届く「腹式呼吸」

1 仰向けに横たわります

平らなところに、仰向けで寝転び、ひざを立てます。片手を胸に、もう一方の手をお腹の上部中央（みぞおちのあたり）に軽く置きます。

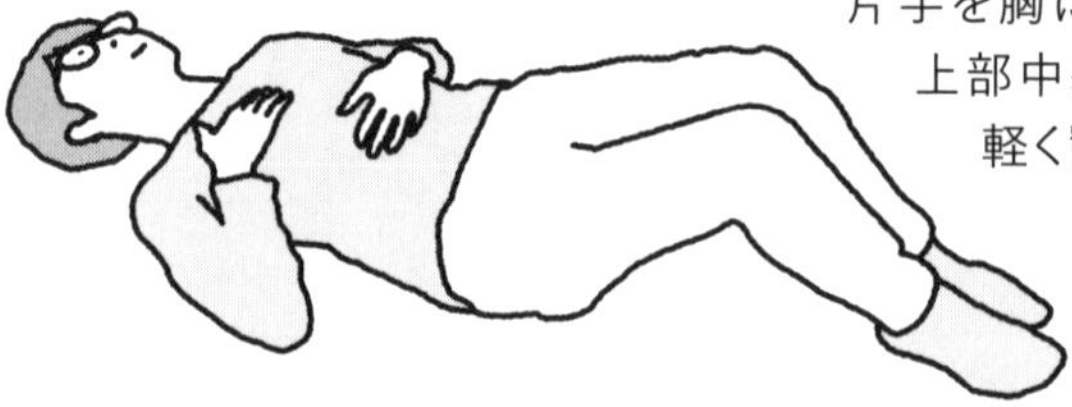

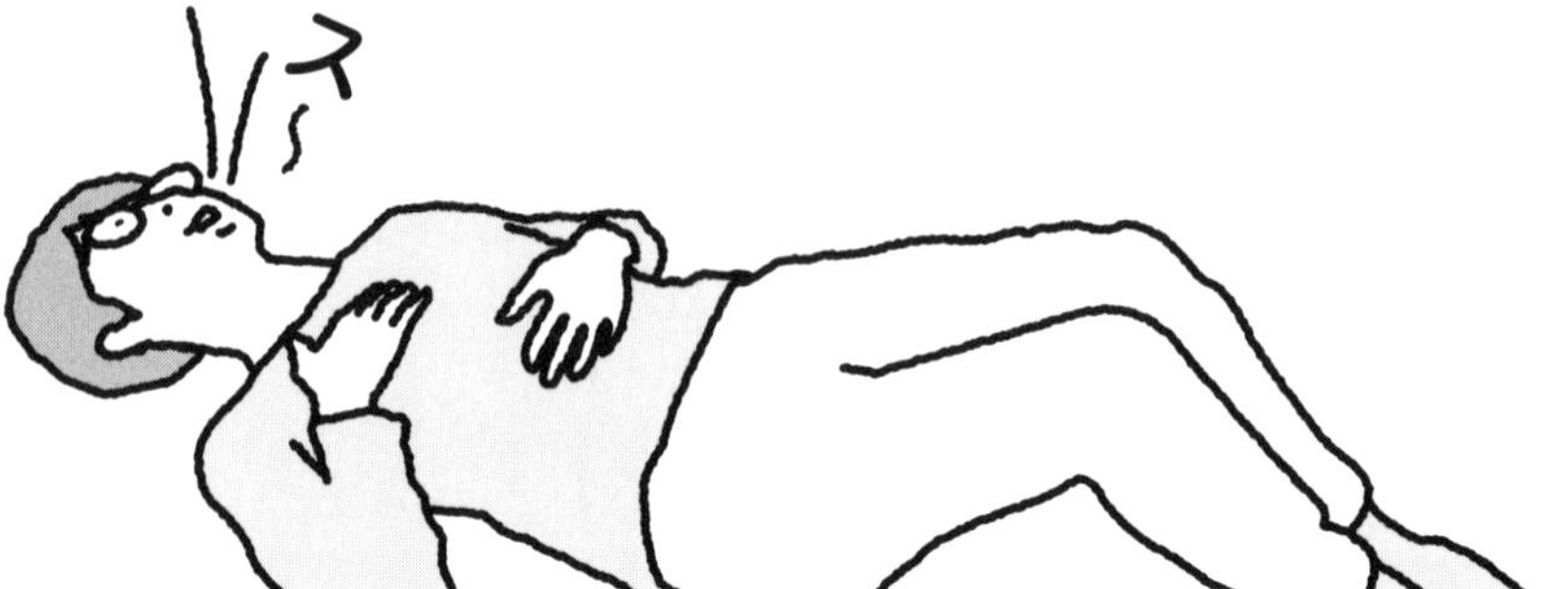

2 お腹をふくらませながら、鼻から息を吸います

お腹をふくらませるように、息を鼻からゆっくりと吸います。
お腹に置いた手で、お腹がふくらむことを、
胸に置いた手で、胸がふくらまないことを確かめましょう。

NG

「深呼吸」にならないように注意してください。無理にお腹をふくらませることになり、息切れが強くなる可能性があります。あくまで「普通の呼吸」で行いましょう。

ポイント

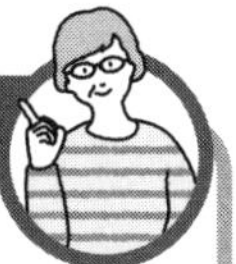

慣れてきたら、手をお腹と胸に置いて確認する必要はありません。
また立った姿勢や、座った姿勢でも行ってみてください。

注意

肺の病気が深刻化した人は、肺が大きくなりすぎて腹式呼吸が困難な場合があります。医師に相談のうえ、行ってください。

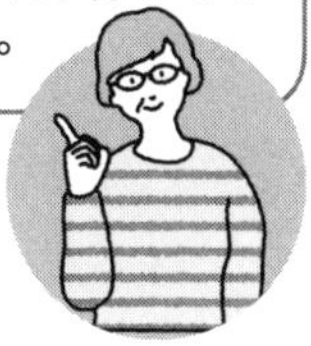

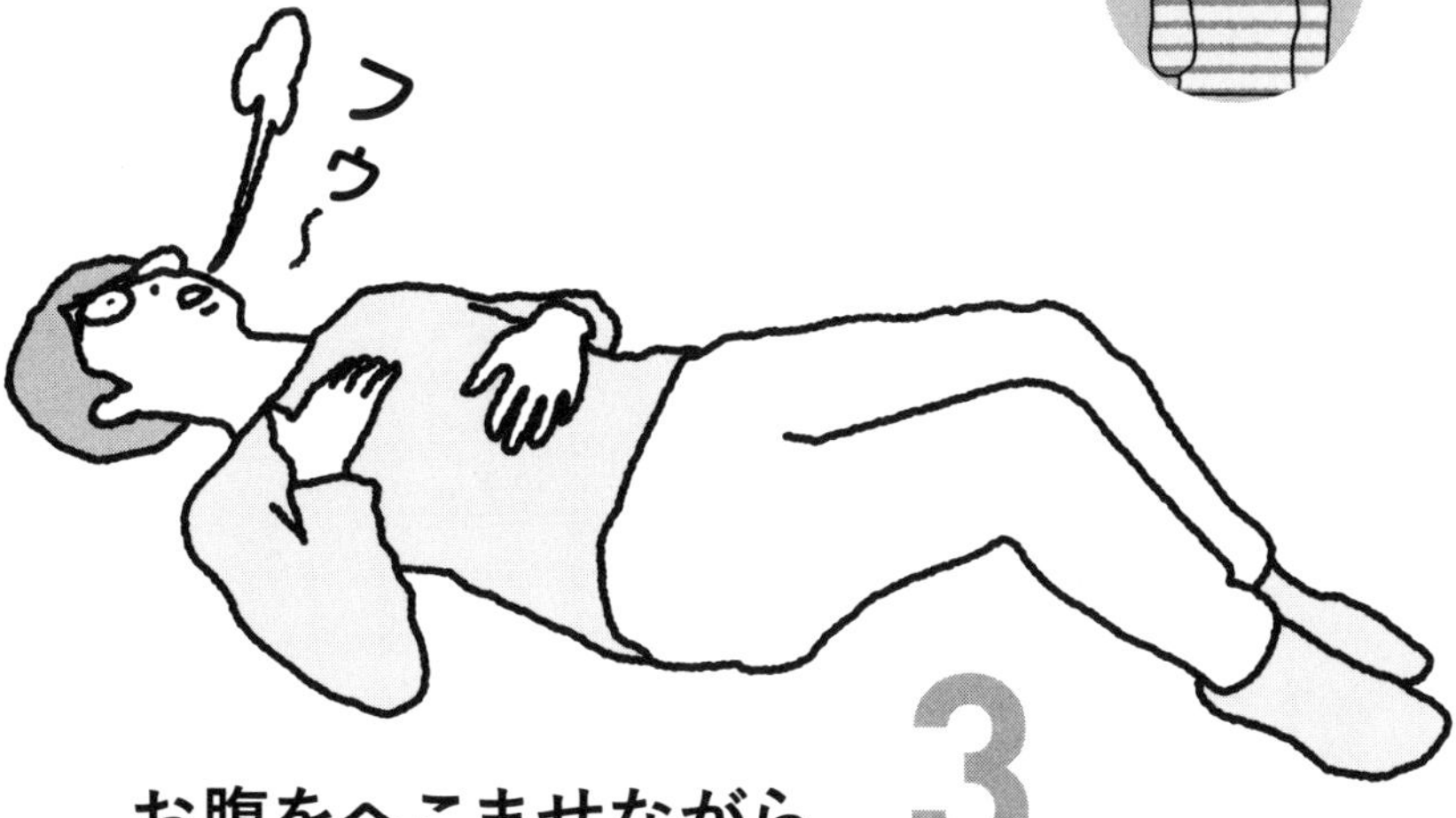

3 お腹をへこませながら、口から息を吐きます

お腹の力を抜き、口をすぼめ、息をゆっくりと吐き出しましょう（「口すぼめ呼吸」で息を吐く動きと同じです）。
この間は、お腹をへこませるようにします。
お腹に置いた手で、お腹がへこむことを確かめましょう。

息切れがラクになる日常動作のコツ

シーン別「息苦しさがラクになるポイント」

暮らしの中で息苦しさを感じると、「もう動きたくない」「じっとしていたほうがラク」という思考につながっていきがちです。すると行動範囲が狭まったり、生活の質が落ちたりします。

ですから、息苦しくならない動作や、息苦しさを和らげる工夫についても、知っておいてください。

まず気をつけたいのは、「**お腹を圧迫するような動作**」です。

靴や靴下、ズボンの脱ぎ着など、体を前に屈める姿勢は、どうしてもお腹、つまり「横隔膜《おうかくまく》」を圧迫しがちなので、椅子に座って動作を行ったり、着脱に手間がかからない洋服をあらかじめ選んだりするとよいでしょう。

「呼吸が浅くなりがちな動作」にも気をつけてください。

排便時、また洗顔時、洗髪時などは、呼吸が止まってしまいがちです。

会話やスマートフォンの操作に夢中になると呼吸が浅くなりやすいので、動作に集中しすぎず、意識的に呼吸を行うようにしましょう。

歩くとき

吸う息が「1」なら吐く息は「2」というふうに、吐くほうを2倍にしながら歩くことで息苦しさを軽くします。たとえば、歩き出す前に息を吸って、吐きながら4歩、吸いながら2歩、という具合です。

最初は、歩数を少なめに調節してもかまいません。

階段を上るときは、平地を歩くよりも、体の負荷が大きくなるため、よりゆっくり進みましょう。

●排便のとき

排便時に力むと、息がおのずと止まりやすくなります。息を吐きながら力むようにしてみましょう。排便後はひと休みし、呼吸を十分に整えてから便座を立ちます。

●入浴のとき

洗髪するときには、なるべく前かがみにならず、頭からシャワーをかぶるようにする工夫をするといいでしょう。シャンプーハットを使うのも手です。

普段の生活で息切れをおぼえる人は、他の基礎疾患をお持ちの方も多いかもしれません。そんな方は、転倒や浴室内やお湯の温度にさらに注意が必要です。入浴時になるべく転倒しない椅子を使ったり、もしものときにすぐに連絡が取れる状態をつくっておく工夫をしておきたいものです。

なぜ、年をとるほど「運動」すべきか？

生きている限り、誰にとっても運動は必要

「うちのおじいちゃんは、ベッドに寝たきりなんです。少しでも長く元気でいてほしいので、何かしてあげたいのですが、小池式の体操にトライしてよいでしょうか？」

こうした声をよくいただきます。もちろん、私は「はい」とお答えしています。

すると、その方は決まって驚いたような表情になります。

「寝たきりなのに、本当に運動をしてもいいですか？」

そんなとき、私が決まってお話しさせていただくことがあります。

高齢の方でも、寝たきりの方でも、重症の方でも、手術を受けた翌日の方でも、亡くなる寸前の方でも、**「どんな人でも運動が必要」**——これが、医学的な事実です。

理由の1つ目に「血流改善効果」が挙げられます。

生きている限り、体には血液が循環しています。ですから、どんな状態であっても、血液が全身のすみずみまで行き渡るよう、運動によって働きかけることは大事です。

とくに寝たきりの方の場合、血液の循環は非常に悪くなります。

それが体の一部を動かすだけで、少し改善されることになります。ですから、たとえ寝たきりの方でも、「トントン肺たたき」は寝たままの状態で行えますし、「ごっくん体操」も少し体を起こした状態で行っていただきたいと思います。

寝たきりの方ほど「誤嚥」のリスクも高いわけですから、口から呼吸器にかけて、効率よく鍛えることができる本書でご紹介した体操は、うってつけのはずです。

「安静」よりも「早期離床」がいい

理由の2つ目に「廃用症候群《はいようしょうこうぐん》」のことがあります。

少し長い昔話になりますが、おつきあいください。

これまでに数えきれないほど、看護が必要な方や、そのご家族に接してきました。

その過程で「体が大変なときほど安静にするべき」という考えをお持ちの方が、非常に多いと気づかされました。

でも、それはかなり昔の考え方です。

たしかに、私が看護の現場で働き始めた当初は「病人に運動が必要」という発想はまったくありませんでした。看護学校時代の試験でも、「看護に大事なこと」を聞かれたとき、「食事」「安静」「保温」「睡眠」の4つを書けば、正解をもらえた記憶があります。

しかし、看護師として働き出してから約5年後、アメリカから「リハビリテーション」という概念が輸入されます。そして**「病気やケガなどによる後遺症を持つ人の社会復帰のためには、身体的、心理的な訓練が重要」**という考え方が急速に広まったのです。

これは平たくいうと「安静にしているだけではなく、運動も大事」ということです。もちろん、「傷口が痛んだり、症状が重かったりするときに、無理に体を動かしましょう」という話ではありません。「苦痛との折り合いをつけながら、体を動かしたほうが、体はもとの機能を取り戻してくれる」という原則が、さまざまな研究から明らかになり、それが病棟でも採用されるようになったのです。

この考え方は、若い方にも当てはまります。

たとえば「手術後は絶対安静が必要」と思っている患者さんは少なくありませんが、現在では、術後の日常生活や運動は推奨されています。このような考え方を「**早《そう》期《き》離《り》床《しょう》**」と呼びます。

「早期離床」の場合、さまざまな「術後合併症《じゅつごがっぺいしょう》」を防ぐことができ、結局はご本人のためになります。

「術後合併症」とは、たとえば「肺炎」「無気肺」などの肺の病気、「血栓症」や「褥《じょく》瘡《そう》」（床ずれ）、「腸閉塞」「排尿障害」「術後せん妄」などの症状を起こすことです。

もちろん、骨や筋肉、関節などの機能も、短期でいちじるしく落ちることがあります。

この「早期離床」について、とある取材でお話ししたところ、40代半ばの女性の記者さんがこう打ち明けてくれました。

「私も帝王切開で子どもを産んだあと、翌日から歩くように言われました。痛みが少しあっても、歩いたほうがあとあとラクになると主治医に言われたので、大変驚きました」

40代の人でも「術後＝安静」という〝思い込み〟があったわけです。60代以降の方が「大変なとき＝安静」と考えていらっしゃるのは当然のことでしょう。

ですが、「安静」ばかりでは、体が「なまる」どころか、その役割や機能を忘れてしまいます。

「廃用症候群」にならないために

人の体とは不思議なもので、過度に安静にしたり、活動性が低下すると、体に異変が生じ、さまざまなことができなくなったり、動けなくなってしまいます。筋肉や関節、臓器の運動能力が低下するのです。

そのような状態には、何と**「廃用症候群」**という名前もついています。

「廃用症候群」とは文字通り「もはや自分は用済みだ」と誤解した体の組織や器官が、その機能を消失していく、という意味です。あまりに使われないために「もう自分は必要でない」と体が思い込み、廃れていくというわけです。

ですから、できる範囲でかまいません。体を動かすことを日常の中に取り込んでみてください。

もちろん、体に痛みがあるときに、無理に運動をする必要はありません。しかし、その痛みが大したものでなければ、運動はしたほうがあなたのためになります。

「痛み」には、大きく分けて「急性痛」と「慢性痛」の2つがあります。

突然の病気やケガなどで起こるのが「急性痛」。

「急性痛」の治療後も3～6か月以上続く痛みが「慢性痛」です。

「痛みに耐えられるか、耐えられないか」。それを判断するのは、あなた自身ですが、慢性期の痛みに対しては、軽く体を動かし心が上向きになることで、痛みはつられて軽くなり、心身共に元の状態に早く戻ることもあります。

その秘密は、「エンドルフィン」という「神経伝達物質」（脳内物質）にあります。

気持ちよく運動すれば、脳に「鎮痛物質」が分泌される

「エンドルフィン」は別名「脳内モルヒネ」と呼ばれるほど、大きな鎮痛作用をもっ

ています。

実は運動をすると、「エンドルフィン」が分泌されるということが、最近の研究でわかってきました。もちろん副作用はありませんから、市販の鎮痛薬を常飲するより、はるかに健康的です。この本でご紹介した体操を取り入れて、脳内に「エンドルフィン」を分泌させ、「慢性期」の痛みをはね飛ばしましょう。

慢性期を安静にしすぎると、完治までに時間がかかったり、体の機能のレベルが落ちたまま、固定してしまったりすることがあります。

たとえば「五十肩だから」とかばいすぎると、いつまでも腕は上に上がらないままでしょう。そればかりか、腕の付け根を中心に、首や肩の筋肉が凝り固まってしまいます。繰り返しますが、その痛みが耐えられる程度のものなら、運動はしたほうが、あなたのためになるのです。

乳がん手術翌日からの階段昇降で、入院期間が短縮された

79歳のとき、乳がんで片胸の切除手術をしました。

手術前と、手術後2日目、乳房を切除する側の腕を上方に上げるテストをし、なんと術後のほうが、術前よりも高いところまで、腕を上げられたのです。それはつまり、私の傷口の治りが早かったということを意味します。

一般的に、乳がんの手術後に腕を動かす量が少ないと、脇の下のリンパ腺が腫れたり、切除した側の胸や腕全体がしびれてきたりする、といわれます。

もちろん私も生身の人間ですから、手術後、麻酔の切れたあたりから「いつもより重い」と感じていました。でも「痛い！」という感じはしなかったので、腕をゆっくり上げる動作を何度も繰り返しました。

そして手術の翌日から、「病院の1階から12階まで往復する」という運動を、自発的に2セット繰り返したのです。

それだけではありません。個室だったのをいいことに、病室でも、器具なしでできる限りの運動を行いました。その結果、当初は「術後は10日入院」の予定でしたが、8日で退院することができたのです。

主治医からは「傷もしっかりと回復しているし、大丈夫」と太鼓判を押してもらうこともできました。これが、私が身をもって体験した「早期離床」です。

お風呂に入れば体は動かしやすくなる

70代で手術したときの武勇伝を披露させていただきましたが、80代にさしかかり、さすがに体のかすかな変化を感じることもあります。

たとえば最近、正座の姿勢、つまり「ひざを曲げること」がつらくなりました。これはいけないと思い、入浴時に湯船の中で、「リハビリ」だと思って正座をしています。

お湯の中で、浮力に助けられるので、ひざは曲げやすくなります。また、筋肉も伸びやすくなります。しかも温かいお湯につかるので「温熱療法」にもなります。

もちろん、「痛くてたまらない」と思うときは、絶対に無理はしません。湯船の中で、脚を伸ばし、リラックスをして、筋肉を伸ばすことを意識します。

このように、場所や条件が変われば、体を思い通りに動かしやすくなることがあります。慢性痛がある方は、ときどき場所や条件を変えて、体を動かしてみてください。痛みが和らいだり、つらさを忘れたりすることができますから。

「きちんと食べる」という健康の「肝」

誤嚥を恐れて、食べることがおっくうになっていませんか？

この章では「質のいい呼吸」をすることの大切さ、そして、死ぬまで運動することの大切さをお伝えしてきましたが、人間にとって「食事」も、「呼吸」と並ぶ大事な営みです。そして人生の楽しみの1つといってもいいでしょう。

前章で誤嚥性肺炎の話をしましたが、誤嚥を恐れて食べないことは本末転倒です。体には最低限の栄養が必要ですし、食事のときに咀嚼《そしゃく》をすることで、口やのどのまわりの筋肉を鍛えることができます。体にさまざまな恩恵を与えてくれる唾液も、自然に分泌できます。

ですから可能な限り「口から食べること」を、怖がらず、食事を楽しんでいただきたいと思います。

「ごっくん体操」（66ページ）を実践すると同時に、いくつかの「食事のポイント」に注意することで、誤嚥は格段に防ぎやすくなります。

食事においてまず大事なことは、食材の大きさ、そして硬さです。

咀嚼自体は大事な運動ですが、口に運ぶときの1回分の食材が、大きすぎたり、硬すぎたりすると、噛《か》む回数が増えて、過度な負担となってしまいます。「小さく刻む」「柔らかくなるよう火を通す」など、ひと手間を忘れないようにしましょう。

次に、「のどを通りやすいかどうか」を気にしてください。

のどにくっつくような食品、すべりの悪い食品は控えましょう。

素材によっては、とろみをつける調理をすることで、食べられることもあります。

あんかけにしたり、片栗粉でとろみをつけたりして、工夫してみてください。

食べ物がバラバラになって、口の中やのどに残らないよう「まとめること」を意識するとよいでしょう。

高齢者は「低栄養」にご用心

もちろん、大前提として偏りなく十分な栄養をとることも大事です。

高齢になると、それまで食べることを楽しんでいた人でも、突然、食欲が落ちることがあります。そんなときは要注意。**栄養が不足しすぎると、「低栄養」になってしまいます。**

「低栄養」とは、「食事の量が減ることで、体を動かすために必要なエネルギーやタンパク質、健康維持に必要なビタミン、ミネラルなどの栄養素が不足した状態」をいいます。医療機関では、「数週間から半月などの短期間で、体重が急激に減少している」場合、「低栄養」と診断されます。

体重が減ると、皮と骨の間でクッションの役割をしている筋肉や脂肪の量が減ることで、皮膚の炎症が起こりやすくなります。皮膚の炎症は、「床ずれ」の原因にもなりかねないので要注意です。

また、筋肉の量が減ることで、運動能力は途端に低下します。すると、転倒や寝たきりのリスクが高まるのです。

低栄養の状態で転倒をすると、カルシウム不足であることも多いため、骨折の危険性が増します。

さらに、免疫効果を高める「ビタミンC」や「ビタミンA」などの摂取量も減るため、免疫力が落ちます。すると風邪や肺炎などにかかりやすくなるのです。

「食欲不振」の意外な理由

そもそもなぜ、高齢者は「食欲不振」になりやすいのかというと、理由に老化による「味覚の低下」が考えられます。

「80歳の人は、20歳の人の4〜5倍の味刺激でないと認知できない」ともいわれています。年齢を重ねるにつれ味を感じにくくなり、とくに塩味など味つけの濃い食事を求めるようになっていきがちです。

もちろん、健康を考えると、薄味が理想的であるのは間違いありません。

料理をつくるときの対策としては「だしをきかせる」「減塩タイプの調味料や、酢などの調味料で味つけをする」「ワサビ、シソ、ショウガ、トウガラシ、山椒《さんしょう》、からし、ごまなどの薬味で味つけのバリエーションを広げる」「ハーブやスパイス、ニンニクの風味を生かして調理する」「味噌《みそ》汁は汁を少なくして、かわりに具を多くする」などの方法があります。

素材選びには、**「まごたちわやさしい」**を今こそ活用しましょう。

- **ま**……まめ（豆類、豆腐や納豆などの大豆製品。タンパク質が豊富）
- **ご**……ごま（ごま、ナッツなどの種実類。ビタミン、ミネラルが豊富）
- **た**……たまご（卵。タンパク質、ビタミンA、D、B_{12}、コリン、カルシウム、鉄を含む）
- **ち**……チーズ（牛乳、チーズなどの乳製品。タンパク質、脂質、カルシウムが豊富）
- **わ**……わかめ（わかめ、こんぶ、ひじきなどの海藻類。ミネラルが豊富）
- **や**……やさい（緑黄色野菜、淡色野菜。ビタミン、食物繊維などが豊富）
- **さ**……さかな（魚、とくにサンマやイワシなどの青背魚。ＥＰＡやＤＨＡが豊富）
- **し**……しいたけ（シイタケなどのきのこ類。ビタミンなどが豊富）
- **い**……いも（ジャガイモ、サツマイモなどのいも類。食物繊維などが豊富）

第4章

“コロナ”を遠ざけ人生を楽しみつくすために

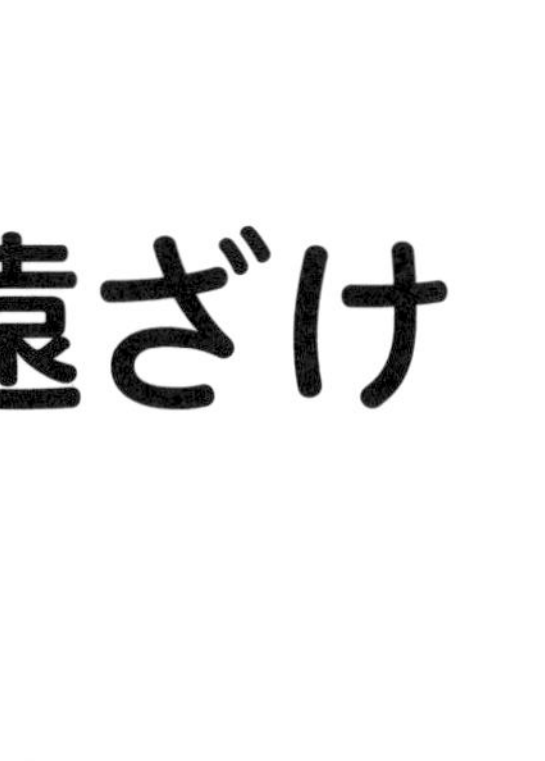

新型コロナウイルスが引き起こす肺炎とは

「新型コロナウイルス肺炎」と、ほかの肺炎との違い

2020年のコロナ禍、皆さんはどうお過ごしになられましたか。

私の場合、息子夫婦がそろって医療に従事しており、新型コロナウイルスと第一線で戦うこととなり、感染しやしないかと気をもみ続けた1年でした。

マスクが品薄になったときは〝昔取った杵柄《きねづか》〟で、家にあった三角巾や白いストッキングで、マスクを何十枚もつくり、贈りました。1時間に3枚しか仕上げられないのですが、コツコツとつくりました。

そんな中たくさんの方から聞かれたのが、「コロナにかかると肺炎になるのですか？」という質問でした。

新型コロナウイルスに感染したとしても、全員が「肺炎」になるわけではありません。軽症で済む場合もあります。いったいどうすれば重症化しないのか、お伝えしたいと思います。

そもそも「肺炎」とは、これまでお話ししてきたように「肺の中にまで細菌やウイルスが侵入し、炎症を起こした状態」のことです。炎症の起こる場所で大きく2つに分かれます。

一般的なこれまでの肺炎は、多くの場合、**細菌が原因の「細菌性肺炎」**で、おもに肺胞《はいほう》で炎症が起きているものです。高熱をともない、緑色や黄色の痰《たん》が出て、胸痛などが起こるとされています。肺胞に炎症物質が充満しているため、レントゲンでは濃い影となって映るなど、比較的所見がわかりやすいという特徴があります。

一方、**「新型コロナウイルス肺炎」は、その名のとおりウイルスによるもの。**新型コロナウイルスの正体はまだ不明な点が多いのですが、肺胞の壁やその周囲を支える組織の「間質《かんしつ》」に炎症が起きる**「間質性肺炎」**に分類できるといわれています。

この間質性肺炎は、レントゲンではすりガラスのような白い影しか映らない例もあり、診断を難しくしているといわれています。「タイルのような模様」や「メロンの皮のような模様」が見られるとの報告もあり、これは肺胞のまわりの「間質」で炎症が起き、そのせいで肺胞の壁が硬く、厚くなっているサインです。硬くなった間質により肺胞がふくらみにくくなり、空気が入りづらく呼吸不全を起こすこともあります。「肺胞の壁が硬く、厚くなっていること」を、「線維《せんい》化が起きている」と表現するのは、第2章でお伝えしたとおりです。

肺の「線維化」は、新型コロナウイルス肺炎だけに見られる現象ではありません。「肺線維症」や「COPD」（慢性閉塞性肺疾患）などの患者さんにも見られます（76ページ）。

一般的に、肺の線維化が進むと、治すことは難しいとされています。高齢者が新型コロナウイルスに罹患《りかん》すると重篤化するため万全な注意が必要なのはこのためですが、まずは徹底して、ウイルスを体に侵入させないようにしなくてはなりません。

新型コロナウイルスに感染すると、風邪のような症状が約1週間続きます。若く健康な人であれば、たいていの場合、その段階で快復します。それは、ウイルスの侵入が「のどから上」の「上気道」でとどまった、ということです。

風邪のような症状のあと、肺炎に進行したという場合。それは「気管から肺まで」の「下気道」に、ウイルスが侵入したことになります。

つまり、本来、「免疫」などの体の「自衛システム」が正常に働いていれば、新型コロナウイルスをいったん体に侵入させてしまっても、軽症で済む可能性は高くなるのです。

「せきをする力」を衰えさせないで

「自衛システム」の1つとして、わかりやすいのが「せき」です。

もちろん、人前でせきをすることはマナーに反します。感染症予防の観点から見ても、よくないことは明らかです。

ですが人はせきをすることで、のどにあるウイルスや細菌などの異物を吐き出しているることがあります。ですから、せきが出そうになったら、それを「止めよう」としてはいけません。

のどの奥の気道には、細かい線毛がびっしりと生えており、ウイルスや細菌などが入ってくると、「変なものが侵入してきた」と気づき、脳に伝えるようになっています。

脳は、即座に反応して、異物を吐き出すよう、のどに指令を出します。するとのどが「コホン、コホン」とせきをする……というわけです。

脅すわけではありませんが、**年齢を重ねると、せきをすることが困難になることがあります。わかりやすくいうと「せきをする力」が落ちるのです。**

ですから「**せきをする力**」を鍛えていくことは、大事なことです。新型コロナウイルスだけに限らず、ほかのウイルスや細菌の侵入を防ぐことに直結するからです。

「せきをする力」を維持するには、ご紹介した「トントン肺たたき」「ごっくん体操」「舌トレーニング」を習慣化していきましょう。

肺からのどを効率よく鍛えることで、「せきをする力」を保つことができます。

今こそ見直そう！プロが教える感染症対策

医療従事者ほど、実は感染しない⁉

私は感染症の病棟で12年、看護師として勤めてきました。

看護の渦中にあった現役時代は、常に目の回るような忙しさで、自分の仕事の〝意味〟や〝役割〟について考える余裕はとてもありませんでした。しかし教職を経て引退し、「医療の世界」を外から客観的に見つめることができるようになった今、さまざまなことが見えるようになってきました。

折しも2020年は新型コロナウイルス感染症が世界的に流行し、社会全体が新しい生活様式を目指すことになりました。コロナウイルスはもちろんですが、感染症から身を守り、健やかに楽しく生きていく方法をお話しします。

驚かれるかもしれませんが、私は12年間の看護師生活で、一度も病気に感染したことがありません。20代という当時の「若さ」が味方をしてくれたのは、おそらく間違いないでしょう。しかし、それ以上に「感染しない技術」を身につけ、日々徹底していたおかげと思えてならないのです。

現代でも第一線で働く医療従事者の人は数多くいらっしゃいます。その皆さんが、お仕事がきっかけで何かに感染されるわけではありません（もちろん、さまざまな条件が重なってしまい、感染される方は存在します）。

それは、医療従事者は一般の方以上に、より正しい感染対策を、より徹底して行っているから。ですから、私たちが提唱する感染症対策に、安心して耳を傾け、実践していただければと思います。

3つの感染症のルートを知っておく

そもそも、人は生活していくうちに、多かれ少なかれ、感染症にかかります。

感染症の代表格といえば、まず「風邪」が挙げられます（風邪症候群）。

それから、細菌やウイルスに汚染された食品や水を摂取して起こる「食中毒」（感染性胃腸炎）。

皮膚の感染症として身近な病気、「水虫」（足白癬《あしはくせん》）。

目のまわりの細菌感染で起こる「ものもらい」（麦粒腫《ばくりゅうしゅ》）。

回虫やギョウ虫などの寄生虫によって起こる「寄生虫症」。

そして、コロナウイルスによって発症する「新型コロナウイルス感染症」。


つまり感染症とは、目に見えない細菌やウイルス、カビなどの微生物（病原体）が、体に侵入することで引き起こされる病気のことをいいます。

感染を防ぐには、病原体が体内に入らないよう、感染するルートを遮断すればよいのです。一般的な暮らしの中では「接触感染」（経口感染）、「飛沫《ひまつ》感染」、「空気感染」の3つに気をつけることが重要です。

①接触感染

接触感染は、皮膚や粘膜など体に直接触れたり、ドアノブや手すり、便座、スイッチ、ボタンなど「モノ」の表面を触ったりすることで病原体がつき、それが主に口から体内に侵入するという経路で発症します。

病原体を持つ動物に噛《か》まれたり、その体や便に触れたりする感染ルートもあり、これも「接触感染」です。

例：新型コロナウイルス・ノロウイルス・ロタウイルス・腸管出血性大腸菌（O157）・サルモネラ菌・黄色ブドウ球菌などによる感染症／後天性免疫不全症候群（AIDS）

②飛沫感染

せきやくしゃみ、会話などで飛んだ唾液や、しぶき（飛沫）に含まれる病原体を吸い込むことで起こるのが飛沫感染です。

例：新型コロナウイルス感染症／インフルエンザ／風邪／おたふく風邪／風疹など

③空気感染

せきやくしゃみ、会話などで飛んだしぶき（飛沫）に含まれる水分が蒸発した直径

0・005ミリメートル以下の粒子を「飛沫核」といいます。それがホコリとともに空間に浮遊して広範囲に広がると、そこに含まれていた病原体も浮遊します。空気とともにそれらを吸い込むことで病原体が広がるのが空気感染です。

例：水痘《すいとう》（水ぼうそう）／麻疹（はしか）／結核

手洗いを軽視しては本末転倒

では、いったいどうすれば、感染症を防げるのか。

数ある感染症の中でも、今、多くの方が関心を寄せておられる「新型コロナウイルス感染症」を例にして、ご提案してみましょう。

新型コロナウイルスは、「接触感染」と「飛沫感染」、主に2つのルートで感染することが明らかになっています。ですから、どちらの経路も遮断する必要があります。

接触感染対策としては、「手洗い」「除菌」。

飛沫感染対策としては、「マスク着用」。

この2つの対策は、皆さんすでにご存じでしょう。

ここで、感染症の専門家として、申し上げたいことが1つあります。

「飛沫感染」を防ぐための「マスク着用」の習慣は、広く世の中に浸透しました。

しかし、「接触感染」対策としての手洗いや除菌については、すべての方が徹底しているようにはどうしても見えないのです。

「マスクをしていれば、大丈夫」という思い込みがあるのでしょうか。公衆トイレなどで「石けんも使わず、手を流水で濡らして終わり」という人をよくお見かけします。なかには、洗ったあとの手をハンカチなどで拭かず、「自分の洋服や髪にあてて終わり」という人も散見します。

いうまでもありませんが、それでは手洗いの意味がありません。洋服はもちろん、髪などはとくに〝雑菌の巣窟〟だからです。

さまざまなところで「手洗い」については啓発運動がされているので、ここで詳しくお伝えはいたしません。しかし自分の身を守るため、また大切な人を守るため、あたりまえの原則だけは心にとどめておいてほしいのです。

「手洗い」の基本とは、「石けんを泡立て、それぞれの指とその間をていねいに20〜

30秒かけて洗うこと」です。

もちろん、石けんがないトイレや、手を洗う設備がない場所も、数多くあります。そのような場所では、アルコールなどによる、除菌ができるタイプの使い捨てのウェットティッシュを、管理者が設置すべきです（飲食店などで設置されている、一般的な「ウェットティッシュ」では、大きな除菌効果は期待できません）。

私はこの「除菌ができるタイプのウェットティッシュ」の重要性について、声を大にして訴えていて、自分が運営している「子ども食堂」でも、「高齢者向け健康体操教室」でも、設置しています。

何度も手洗い場に行くことなく、気づいたときにウイルスを除去できますから、自衛策として、市販の携帯タイプを持ち歩き、こまめに使うことをおすすめします。

「顔を触らない」だけでも、コロナは遠ざかる

また、「手で顔まわりを触らない」というルールも、浸透してほしい原則の1つで

す。「髪の毛」と同様に、顔まわりにも細菌やウイルスがたくさんついています。どれだけ手洗いや除菌をしても、一般的な方法では、ウイルスや菌を根絶させることはできません。

また除菌の直後であっても、別のところを触れば、そこに病原体がいる可能性もあります。そうなると、最終的には、「顔を触らないこと」が最大の予防となります。

なぜなら、病原体は主に鼻、口、目といった粘膜から侵入するからです。

多くの人は、無意識のうちに顔を触ったり、かいたり、頬杖をついたり、目をこすったりしています。

マスクをしている場合は、マスクをなおすつもりで普段以上に顔を触ってしまうものです。皮肉な話ですが、実はその行為が感染のリスクを上げてしまっています。

最近、感染症病棟で働いていた当時のことをよく思い出します。

私たちは、若いときから、先輩や周囲に「仕事中は顔に手をやらない！」と徹底的にたたき込まれていました。今になって、その意味がよくわかります。

うっかり触ってしまいがちですが、「顔を触らないだけで予防になる」と覚えておくだけで、感染は遠ざけられます。**「顔を触るときは、手が清潔な状態かどうかを必ず確認する」**など、ご自身のルールにしてもよいでしょう。

「場所を変えるたびに除菌」を徹底する

一方、自宅に近親者といる場合は、とくに気をつける必要はありません。

家の中には多くの菌やウイルスがいますが、平素から共存しているものなので、顔を触ったとしても、何かに感染するとは考えにくいからです。

ですから、家の中でまでマスクをする必要はありませんが、注意してほしいのは「場所を変えたとき」です。

外出先で建物に入るときには、上着を脱いでホコリを落とす。そして、衣服・持ち物にアルコールスプレーをかけて除菌する（ただし口、鼻、目にはかけないこと）。手を洗わせてもらうか、「除菌ができるタイプのウェットティッシュ」で手を拭く。もしくは、手指にアルコールを噴霧する。

外出先と同様に、帰宅したらすぐに手洗い、うがいをする。上着はなるべく寝室や居室に持ちこまない。

スマホ、財布などは除菌ウェットティッシュで除菌する（可能ならバッグなどもスプレーなどで除菌する）。

これらの感染対策に、疲れを感じるときがあるかもしれません。

しかし、私たちの敵はコロナウイルスだけではありません。コロナに留意することで、ほかの感染症も未然に防げているはずなのです。

❶マスクを過信しすぎない

❷手はこまめに洗うか、除菌ウェットティッシュで拭く

❸顔は直接触らない

これが「感染症を遠ざける3大原則」です。

83歳、「老年看護」の専門家として伝えたいこと

すべての高齢者から、「誰とも話さなかった日」をなくしたい

私は79歳まで働いたあと、「人生の集大成として地域に貢献したい」という思いから、81歳のときに「あじさいの集い　富士見」という任意団体を設立。自宅を改装し、子どもから高齢者まで、誰もが集える「場」を立ち上げました。

今では毎月約4回、そのスペースを開放して、近隣を中心に大勢の方に集まっていただき、楽しい時間を共有しています。

活動の柱は、2本あります。

高齢者を対象とした通称「健康体操教室」と、誰にでも安価でおいしい手づくり料理を提供し、学習支援も行う「子ども食堂」です。

もちろん、私一人の力だけで運営しているわけではありません。看護師や保健師、介護福祉士などの有資格者の方々が、ボランティアとして現場でテキパキと動き、温かい場をつくってくれています。

また地元板橋区の農業生産者さんたちから新鮮なお野菜も提供いただいたり、区の「おとしより相談センター」と連携するなど、周囲の方々や行政とのつながりも大事にしています。

いったいなぜ、このような活動をする気になったのか。

それは、人と人とのリアルなコミュニケーションこそが、健康を維持するうえで必須であることを、「老年看護学」の専門家として痛感してきたからです。

今まで私は、数えきれないほどの高齢者と接してきました。

「現役を引退したあとは仕事もやりたいことも、行きたい場所も、面白いこともない」と嘆く人は珍しくありません。また「独居老人」という言葉が象徴するように、誰とも話さずに1日を過ごす高齢者の方も増えてきました。

「少しでも、そんな方々のお役に立ちたい」という思いに駆られ、「第二の人生」を始めるつもりでのスタートでした。

だって、「誰とも言葉を交わさず、ちっとも笑わないで1日を終える方がいる」と思うと、いてもたってもいられないではありませんか……！

夫の死後、新たな夢を見つけられた！

そもそも、私が「集う場」をつくりたいと考えるようになったのは、夫との死別がきっかけで、がらんとした自宅で過ごすようになってからでした。

独立した子どもたちは口をそろえて「実家に帰るつもりはない」と言います。かといって、思い出の詰まった自宅を売りに出す気にもなれません（実際、夫の遺品が多すぎて、短期間で片づけをするのは難しそうでした）。

それなら「この空間を、楽しいものにして、多くの人に集ってもらえばよいのではないか」と思うようになったのです。

何をしようかと、あれこれアイデアを空想していたとき、「あなたも子ども食堂をやりませんか」というお誘いが書かれた、町内会の回覧板を読んだのです。

「これだ！」

ピンときた私は、即決しました。そして、それまでずっと悩みのタネだった「片づけ」に着手し、自宅を建てるときにお世話になった建築士さんの力を再び借りて、自宅の大改造が始まりました。

高齢者が大勢集まることを念頭に置いていますから、バリアフリーで、外から入りやすい形の玄関にしてもらうなど、細心の注意を払いました。

最も大きな変更点は「台所の設置」です。3階建ての自宅の1階を、皆が集まるスペースにしたかったので、それまで2階にあった台所だけでは手狭なため、1階にも設置しなくてはなりません。プロの力で、それまで押し入れだったスペースが、見事、台所に変身しました。

さて、そうやって「建物」というハードができあがりつつあるのを見ながら、私は「どうやって広めていこうか」と考え始めました。

高齢者と子どもたちが集う場、それをなんとかたくさんの人に知ってもらおうと、私は板橋区長にアポイントを取り、私の計画やビジョンをお伝えする機会をつくってもらいました。

そのご縁で区の教育長を紹介していただき、小学校へのチラシ配布にご協力いただくなど、たくさんの方のご協力を得ることができました。今も継続した活動を続けられているのは、協力してくださったたくさんの方々のおかげにほかなりません。

「深い呼吸」が、人生を好転させてくれた

私の子ども時代は、決して恵まれた環境で育ったわけではありませんでした。9人きょうだいの5番目として生まれ、第二次世界大戦を経て、戦後の食糧難の時代を生き抜きました。栄養状態が悪かったせいか、よく風邪をひいたり、熱を出したりしていたものです。

おまけに14歳で父が他界。その後、母は女手ひとつで私たちを育ててくれました。

母は、たくましいワーキングマザーでした。

そんな体験のせいでしょうか、ちょっとやそっとのことで悩んだり、迷ったり、落ち込んだりしない体質になれました。

また「深い呼吸を大事にしてきたから」ということも大きいような気がしています。

不思議なことに、どんなことが起こっても、目を閉じてしばらく深呼吸を行うと、事態はよい方向へとひとりでに回り始めます。思わぬアイデアや解決策が浮かんでくることもしばしばです。

「呼吸」とは、誰にでもできる「ごくあたりまえの営み」ですが、だからこそ「人生を変える力」を秘めているように思えてなりません。

一説によると、人は一生の間に6億回から7億回もの呼吸をするそうです。

深い呼吸をすると、脳にまで酸素が行き届くため、思考が研ぎ澄まされ、迷いがなくなります。ひとつひとつの判断を、迅速に行えるようになります。

ですから、誰かに依存をしすぎることなく、自分の頭で考え、問題を解決し、多くの仕事をラクラクこなし、人生を楽しく切り拓いてこられたのかもしれません。

生きる動機は、誰かの笑顔

「いったいなぜ、そんなに行動力があるのですか？」

現場を〝卒業〟させてもらってからも、よくこんな質問をいただきます。

その理由は、「誰かのお役に立てることがうれしいから」だと思えてなりません。


「わかりやすい体操を教えてくれて、ありがとう」

「貴重なお話を聞かせてくれて、ありがとう」

「みんなが集まれる場を、ありがとう」

「おいしい料理を、ありがとう」

こう喜んでくださる方々と過ごすことが、私の生きる動機になっているのです。


ですから、もし「多くの時間やお金があったら何をしたいか」と聞かれたら、迷わず「1度でも多く、体操教室を開催したい」と答えることでしょう。

「私はまだまだいろんな人を笑顔にできるかもしれないし、〝お話し相手〟や〝励まし役〟として、お役に立てるかもしれない」

そう思うと、「ゆっくり寝ているわけにはいかない！」とすら思えてくるのです。

おわりに

ここまでたびたび、私の元気の秘訣《ひけつ》についてお伝えしましたが、私は完全無欠のヒーローではありません。長い人生を振り返ると、他人様に迷惑をかけたり、お世話になったりしたことが、数えきれないほど思い浮かびます。

たとえば20代で二人の子どもを育てながら働いていた時期のこと。

わが子が急に体調を崩したときは〝母親としての代役〞がどうしても見つからず、仕事を休まざるをえなかったことが何度もありました。それは子どもの命のためには、やむをえないことでしょう。勤め先の皆さんも、そんな私を許容し、いつも温かく導いてくれました。けれども私は、それが心苦しくてなりませんでした。

自分の健康に対する考え方が１８０度変わったのは、そんなときでした。

「子どもの体調不良で皆さんに迷惑をかけるのは、仕方がない。でも、もし自分が体調を崩したときは、仕事を休まないようにしよう」

いったんそう決心すると、「母は強し」。何があっても、不思議と頑張れてしまうものです。自分の「最高のコンディション」をいかに維持するか、工夫を重ねるようになりました。「具合が悪い」と感じたら、無理をせずにすぐに休む。体をよく動かして、異変がないかチェックをする。不規則な生活の中でも、食生活に気をつける。するといつのまにか「細胞レベルから、常に元気な小池妙子」になっていた、というわけです。

もちろん、生身の人間ですから、急にケガを負ったり、歯が突然痛んだり、小さな問題が起こることもあります。でもそこで落ち込みすぎないよう、心を前向きに立て直す術《すべ》も、磨いてきました。

それは、「体の問題」のはるか前方に「かなえたい夢」をしっかりと掲げるようにしたからです。

「仕事を休んで申し訳ない」というしろめたさより、いつしか「〜をしたい」という建設的な願望が、私を前へ前へと押し出していってくれるようになったのです。

それから、私の仕事人生は加速し、生きていることへの充実感も大きくなっていきました。

さて、あなたには「かなえたい夢」はありますか？

私の体操法は、肺を丈夫にして、肺炎を遠ざけることで、長生きを目指すプログラムです。でも、健やかな心身を手に入れたあと、「かなえたい夢」があるかどうかで、その効き目は大きく変わってきます。

もちろん、「健康で長生きする」だけでも、立派なことです。

でも、ご自身の心身を整えたあとに、「かなえたい夢」を意識してみてください。

それは、自分だけの欲求を満たすものではなく、できれば「誰と何をしたいか」「みんなのために、何ができるか」という方向で考えたほうがよいかもしれません。

なぜなら、私たちは本能的に誰かと喜びを分かち合いたいと願う生き物。他人を思うパワーほど、大きなものはないからです。

さあ、いつまでも若々しい「長生き肺」で、息の長い活動をしていきましょう！

「長生き肺」の素敵な高齢者が、一人でも多く増えることを心から願っています。

2021年1月吉日

小池 妙子

参考文献・資料

本間生夫『すべての不調は呼吸が原因』幻冬舎新書、2018年

本間生夫『呼吸を変えるだけで健康になる』講談社＋α新書、2011年

大谷義夫『肺炎を正しく恐れる』日経プレミアシリーズ、2020年

北川公子著者代表『系統看護学講座 専門分野II 老年看護学』（第9版）医学書院、2018年

木田厚瑞「高齢者の呼吸器疾患 嚥下性肺炎の病態について」『老年歯科医学』10巻1号、1995年

小池妙子編『看護学入門11 老年看護』（第5版）メヂカルフレンド社、2019年

A・シェフラー S・シュミット、三木明徳 井上貴央監訳『からだの構造と機能』（第2版）西村書店、1998年

柴田陽光「疫学の動向と将来の予測」『日本呼吸器学会誌』3巻3号「特集　COPDの最新情報」2014年

瀬名秀明　太田成男『ミトコンドリアのちから』新潮文庫、2007年

福田健「肺の加齢による変化」『Dokkyo journal of medical sciences』35巻3号、2008年

フロレンス・ナイチンゲール、湯槇ます 薄井坦子 小玉香津子 田村眞 小南吉彦訳
『看護覚え書』（改訳第7版）現代社、2011年

『こころの時代～宗教・人生～』「敵対と共生のはざまで」NHK Eテレ、2020年6月14日放送

大学病院医療情報ネットワークセンター：「呼吸器系のしくみと働き」（151）
http://plaza.umin.ac.jp/~histsite/5resprtxt.pdf

独立行政法人環境再生保全機構「ぜん息などの情報館」
https://www.erca.go.jp/yobou/zensoku/copd/life/07.html

小池妙子（こいけ・たえこ）

看護師、老年看護のプロフェッショナル。東京都立豊島病院で臨床看護師（感染症、小児科、内科）として12年間の現場経験後、看護教育に携わる。東京都立看護専門学校で教員から校長へ。大妻女子大学人間関係学部人間福祉学科の立ち上げに携わり、教授を経て、弘前医療福祉大学保健学部を立ち上げ、学部長職を歴任。2017年から現在も、横浜中央看護専門学校で教壇に立ち、「健康と教育」「老年看護学（認知症）」講師をしている。現在も介護専門情報誌『介護福祉』の編集委員として携わり、2019年には子ども食堂、2020年には高齢者向け健康体操教室を立ち上げるなど、公私ともに精力的に活動を続ける。福祉や介護などの教科書、テキストなどの執筆に長く携わる。専門領域は老年看護学をはじめ、認知症ケア・予防、看護倫理、感染症看護・介護研究。

肺炎を遠ざけ長生きする トントン肺たたき健康法

2021年2月 5 日　初版印刷
2021年2月14日　初版発行

著　者　小池妙子
発行人　植木宣隆
発行所　株式会社サンマーク出版
〒169-0075
東京都新宿区高田馬場2-16-11
電話 03-5272-3166
印　刷　共同印刷株式会社
製　本　株式会社村上製本所

ISBN978-4-7631-3877-4 C2075

ホームページ https://www.sunmark.co.jp